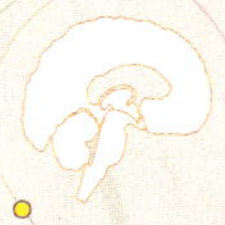

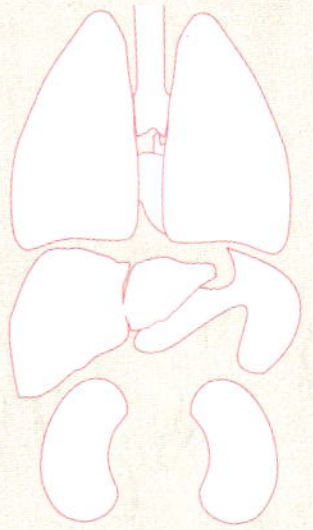

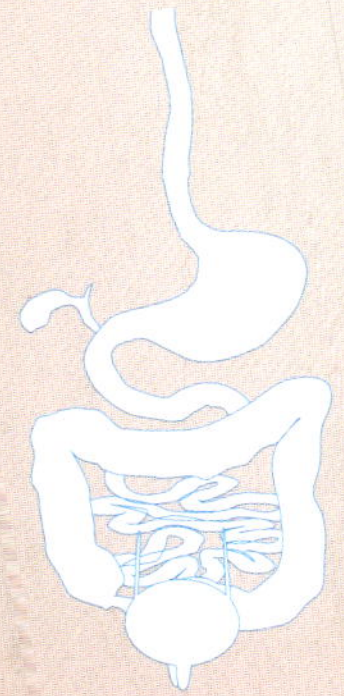

경락&경혈

생명과 건강의 **라인**과 **포인트**

사단법인 허임기념사업회

차례

JN444193

인체경맥도

삼음삼양 십이경맥

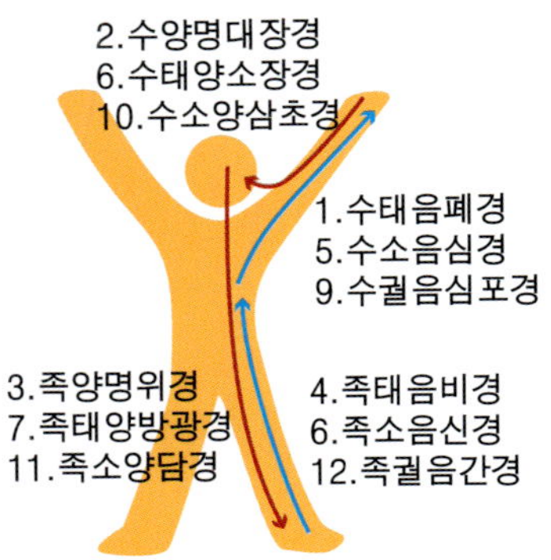

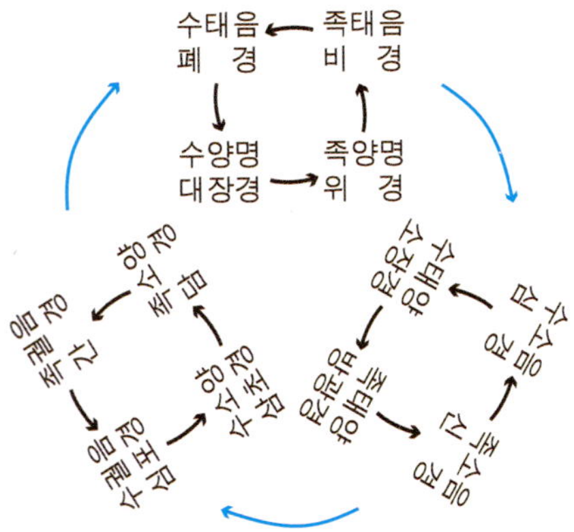

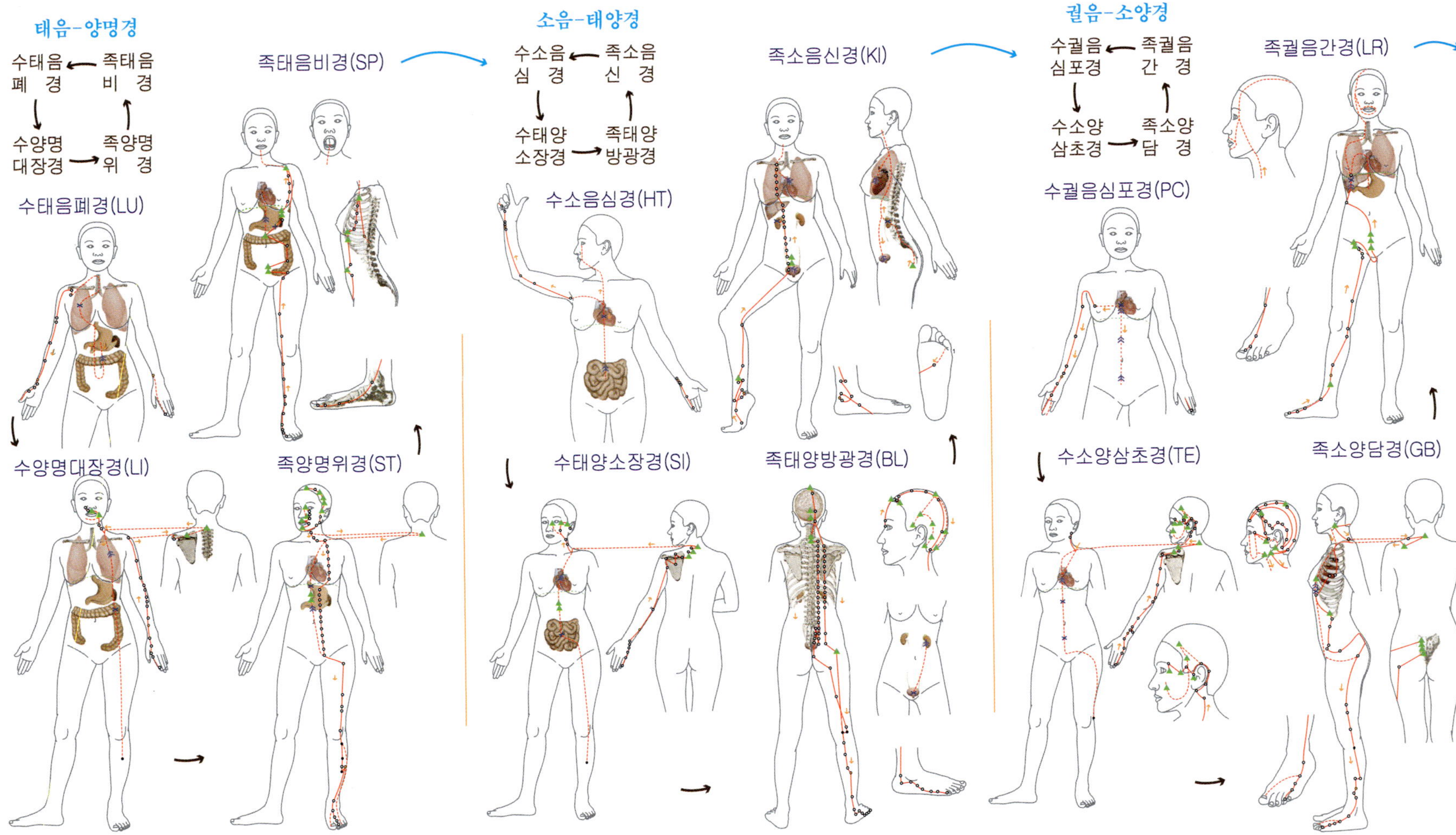

음양 기경팔맥

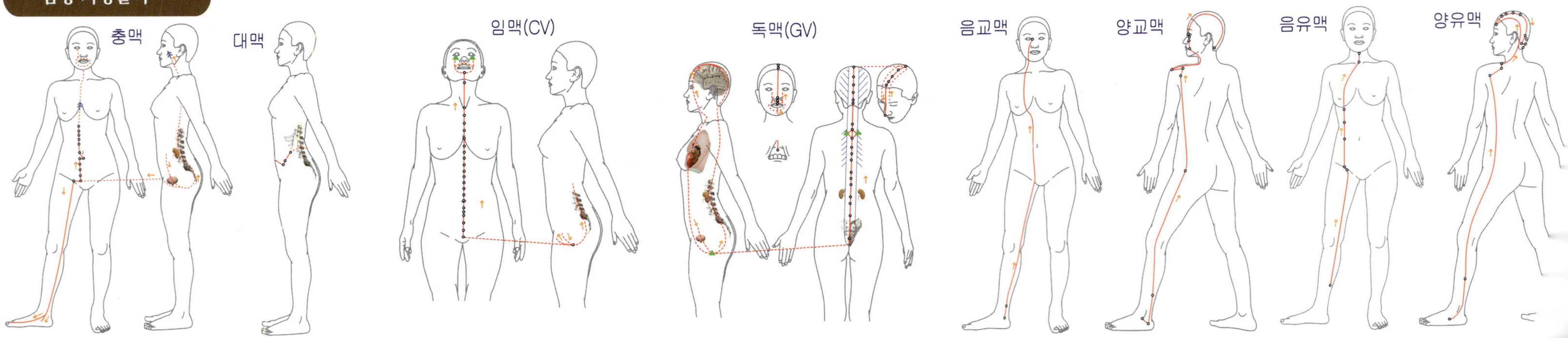

인체전신경혈도

경맥별 경혈의 위치

음경은
사지 안쪽과
몸통의 앞쪽에 분포

양경은
사지의 바깥쪽과
몸통의 뒤쪽에 분포

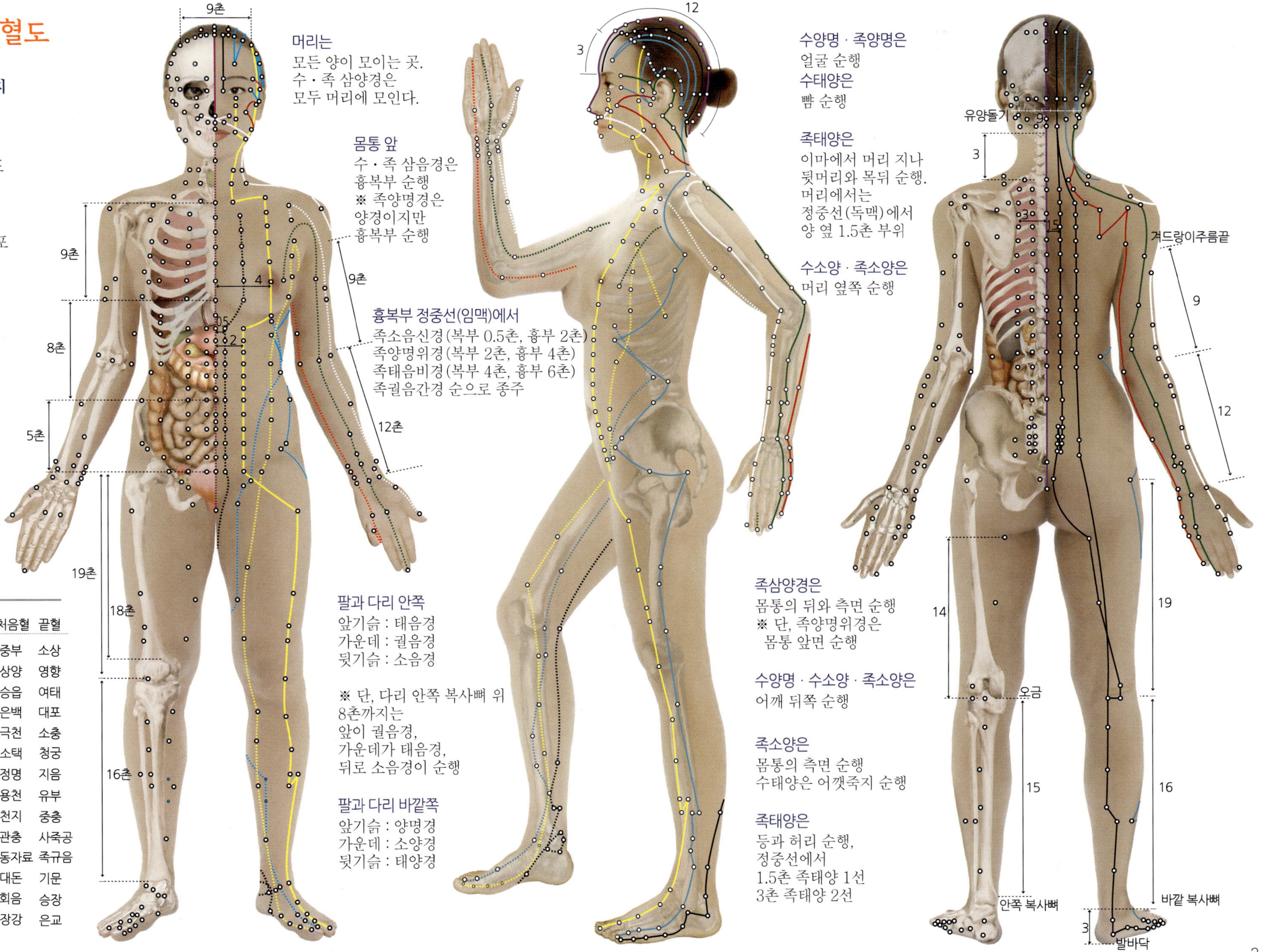

머리는
모든 양이 모이는 곳.
수·족 삼양경은
모두 머리에 모인다.

몸통 앞
수·족 삼음경은
흉복부 순행
※ 족양명경은
양경이지만
흉복부 순행

흉복부 정중선(임맥)에서
족소음신경(복부 0.5촌, 흉부 2촌)
족양명위경(복부 2촌, 흉부 4촌)
족태음비경(복부 4촌, 흉부 6촌)
족궐음간경 순으로 종주

팔과 다리 안쪽
앞기슭 : 태음경
가운데 : 궐음경
뒷기슭 : 소음경

※ 단, 다리 안쪽 복사뼈 위
8촌까지는
앞이 궐음경,
가운데가 태음경,
뒤로 소음경이 순행

팔과 다리 바깥쪽
앞기슭 : 양명경
가운데 : 소양경
뒷기슭 : 태양경

수양명 · 족양명은
얼굴 순행
수태양은
뺨 순행

족태양은
이마에서 머리 지나
뒷머리와 목뒤 순행.
머리에서는
정중선(독맥)에서
양 옆 1.5촌 부위

수소양 · 족소양은
머리 옆쪽 순행

족삼양경은
몸통의 뒤와 측면 순행
※ 단, 족양명위경은
몸통 앞면 순행

수양명 · 수소양 · 족소양은
어깨 뒤쪽 순행

족소양은
몸통의 측면 순행
수태양은 어깨죽지 순행

족태양은
등과 허리 순행,
정중선에서
1.5촌 족태양 1선
3촌 족태양 2선

14경맥	처음혈	끝혈
수태음폐경	중부	소상
수양명대장경	상양	영향
족양명위경	승읍	여태
족태음비경	은백	대포
수소음심경	극천	소충
수태양소장경	소택	청궁
족태양방광경	정명	지음
족소음신경	용천	유부
수궐음심포경	천지	중충
수소양삼초경	관충	사죽공
족소양담경	동자료	족규음
족궐음간경	대돈	기문
임맥	회음	승장
독맥	장강	은교

임맥 CV(Conception Vessel)

순행

밖으로 흐름

- 골반 속(자궁 또는 내부 생식기)에서 시작해 회음부에 이른다.
- 다시 음모부위로 나와 치골 위 곡골에서 배와 가슴의 정중선을 따라 오른다.
- 배꼽 중앙을 지나 계속 정중선을 따라 오른 다음 가슴을 지나,
- 목의 중앙에 위치한 천돌, 염천을 거쳐 아랫입술 중앙 아래에 있는 승장에 이른다.

갈라짐

- 아랫입술 밑에서 둘로 나뉘어져 입술을 돌아 은교에서 독맥과 만나고,
- 다시 갈라져 뺨을 지나 눈 밑의 승읍에서 족양명위경과 만난다.

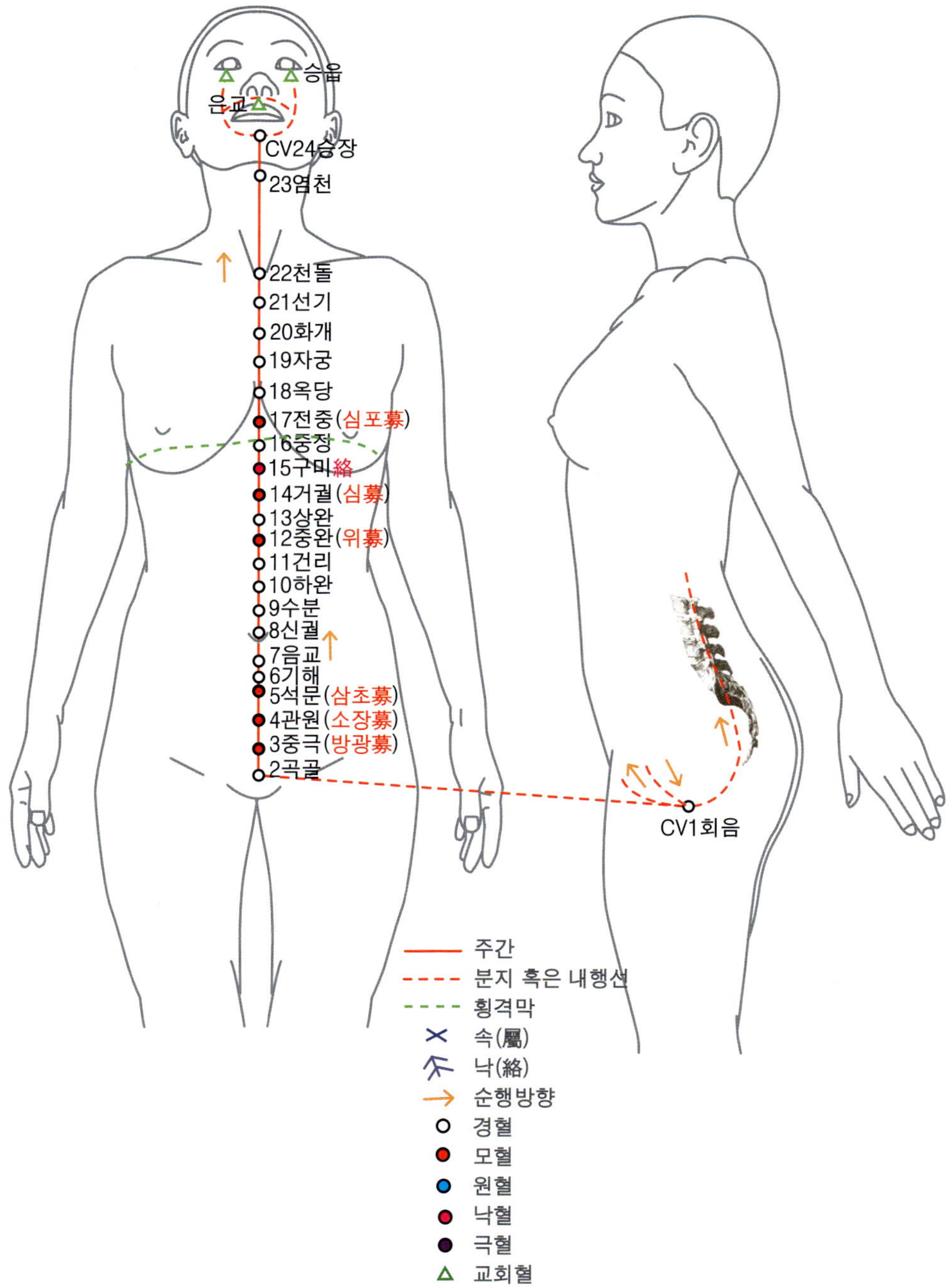

주치

이 경맥 소속 경혈은 주로 비뇨생식기의 병과 대장 소장의 병에 쓴다.
배꼽 부위의 혈은 주로 대소장의 병을 치료하고,
명치부위의 혈은 위장병을, 가슴부위의 혈은 폐・심장・가슴속의 병을,
목의 혈은 후두・인후의 병을 치료하는데 효과가 있다.

부위별 혈자리 주치

회음~음교 하복부의 7혈은 생식 및 비뇨질환을 주치하고 전신 강장작용이 있다.
신궐~구미 상복부의 8혈은 위장질환을 위주로 하고, 뇌질환을 치유한다.
중정~선기 흉부의 6혈은 흉부질환을 위주로 하고 식도질환을 치유한다.
천돌~염천 목 부위의 2혈은 혀(舌)와 인후부 질환을 주치한다.
승장 구치부(口齒部) 질환을 주치한다.

팔맥교회혈

열결(수태음폐경 소속)

임맥 CV(Conception Vessel)

앞 정중선 24혈 CV1 회음~ CV24 승장

CV24. 승장 아랫 입술의 아래 중앙 오목한 곳
23. 염천 턱을 들어 올린 상태에서 턱과 목 후두융기의 중간
22. 천돌 흉골병 위 0.5촌 오목한 곳 / 좌우 1.5 기사, 4 결분
21. 선기 천돌 아래 1촌. 몸 앞쪽 정중선과 쇄골 아랫선이 만나는 점.
쇄골 밑 좌우 2 유부, 4 기호, 6 운문
20. 화개 가슴 정중선과 1번 늑골 사이가 만나는 점. 천돌 아래 2촌.
좌우 2 욱중, 4 고방
19. 자궁 가슴 정중선과 2번 늑골 사이가 만나는 점. 전중 위 3.2촌.
좌우 2 신장, 4 옥예, 6 주영
18. 옥당 가슴 정중선과 3번 늑골 사이가 만나는 점. 전중 위 1.6촌.
좌우 2 영허, 4 응창, 6 흉향
17. 전중(심포의 모혈) 양 유두를 이은 선의 중간 .
좌우 2 신봉, 4 유중, 5 천지, 6 천계, 7 첩근, 8 연액

16. 중정 가슴 정중선과 5번 늑골 사이가 만나는 곳.
구미에서 1촌 위. 전중 아래 1.6촌.
좌우 2 보랑, 4 유근, 6 식두
15. 구미(임맥의 낙혈) 신궐 위 7촌. 기골(岐骨) 아래 1촌
* 신궐(배꼽)과 기골(岐骨, 흉골 아래쪽 끝) 사이 8촌, 각 혈 사이는 1촌
14. 거궐(심의 모혈) 신궐 위 6촌 / 좌우 0.5 유문, 2 불용, 3.5 기문
13. 상완 신궐 위 5촌 / 좌우 0.5 복통곡, 2 승만
12. 중완(위의 모혈) 신궐과 흉골 아래 끝 사이의 중간, 신궐 위 4촌.
좌우 0.5 음도, 2 양문
11. 건리 신궐 위 3촌 / 좌우 0.5 석관, 2 관문, 4 복애
10. 하완 신궐 위 2촌 / 좌우 0.5 상곡, 2 태을, 6 장문
9. 수분 신궐 위 1촌 / 좌우 2 활육문

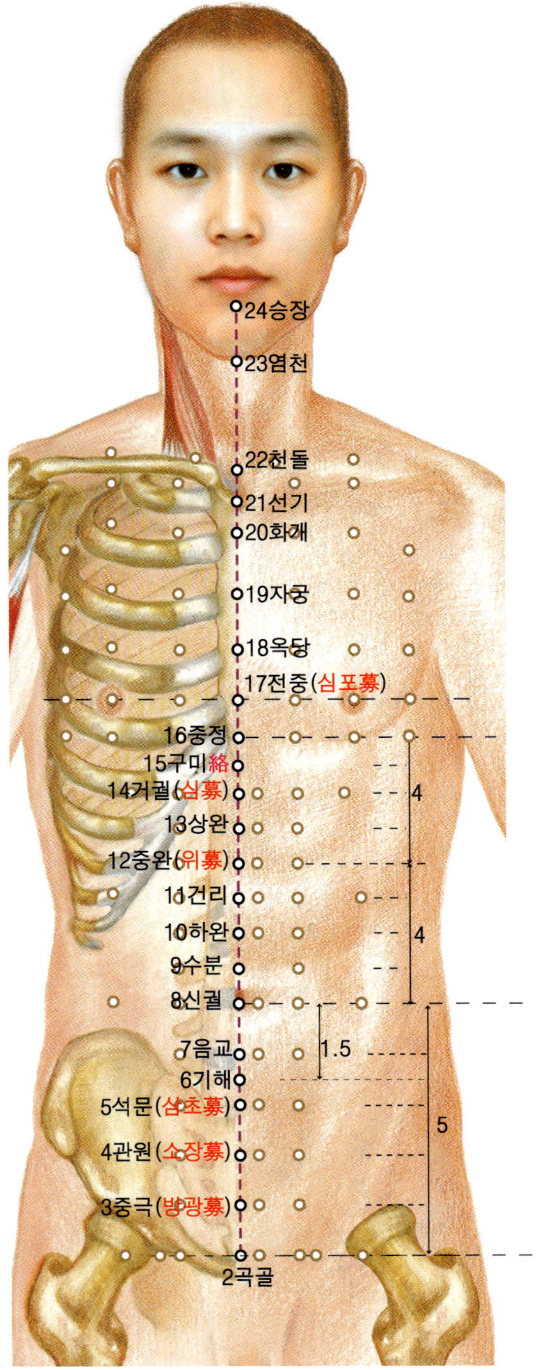

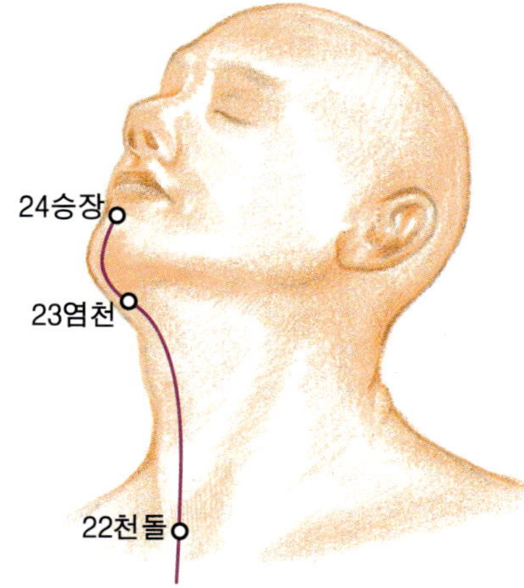

8. 신궐 배꼽의 정중앙 / 좌우 0.5 황유, 2 천추, 4 대횡
* 곡골과 배꼽 사이는 5촌
7. 음교 배꼽 아래 1촌 / 좌우 0.5 중주, 2 외릉
6. 기해 음교와 석문의 중간, 배꼽 아래 1.5촌
5. 석문(삼초의 모혈) 곡골 위 3촌 / 좌우 0.5 사만, 2 대거
4. 관원(소장의 모혈) 곡골 위 2촌 / 좌우 0.5 기혈, 2 수도
3. 중극(방광의 모혈) 곡골 위 1촌 / 좌우 0.5 대혁, 2 귀래
2. 곡골 치골의 윗 기슭과 몸 앞쪽의 정중선이 만나는 곳.
좌우 0.5 횡골, 2 기충, 2.5 급맥, 3.5 충문
CV1. 회음 전음과 후음 사이.
남성은 음낭의 근부(根部)와 항문의 중간,
여성은 대음순 하단과 항문의 중간.

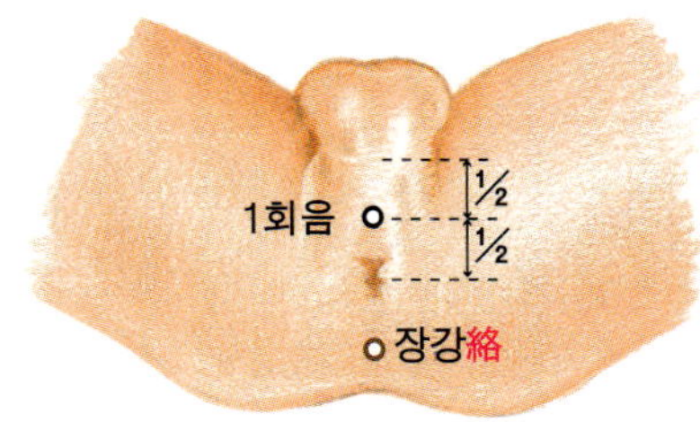

독맥 GV(Governor Vessel)

순행

밖으로 흐름

- 아랫배에서 회음으로 내려가 임맥과 만난 후 엉덩이 쪽으로 올라,
- 꼬리뼈 아래의 장강에서 정중선의 등뼈를 따라 명문을 지나 계속 오른다.
- 독맥에서 1.5촌 양옆에 위치한 방광경의 풍문과 만난 후
- 다시 올라가다 대추를 지나고, 뒷목덜미를 거쳐서 계속 뒷머리 중앙을 타고 오른다.
- 풍부에 이르러 뇌로 들어갔다가 정수리로 나온다.
- 정수리의 백회에서 머리 밖으로 흐르는 맥은 정중선을 따라 이마 쪽으로 와서,
- 계속 코끝, 인중을 거친 다음 위쪽 잇몸의 은교에서 끝난다.

갈라짐

- 갈라진 줄기는 꼬리뼈 끝에서 족태양경과 만나고 등뼈를 뚫고 들어가 신(腎)과 연결된다.
- 다른 줄기는 아랫배에서 위로 배꼽을 지나 심(心)에 들어가고,
- 인후(咽喉)에서 임맥과 만나고 턱 아래를 지나 입술을 돌아 두 눈 사이의 중간에서 끝난다.
- 또 한 줄기는 방광경과 함께 눈가에서 시작해
- 이마로 올라가고 정수리에서 좌우로 엇갈리며 머리 속으로 들어간다.

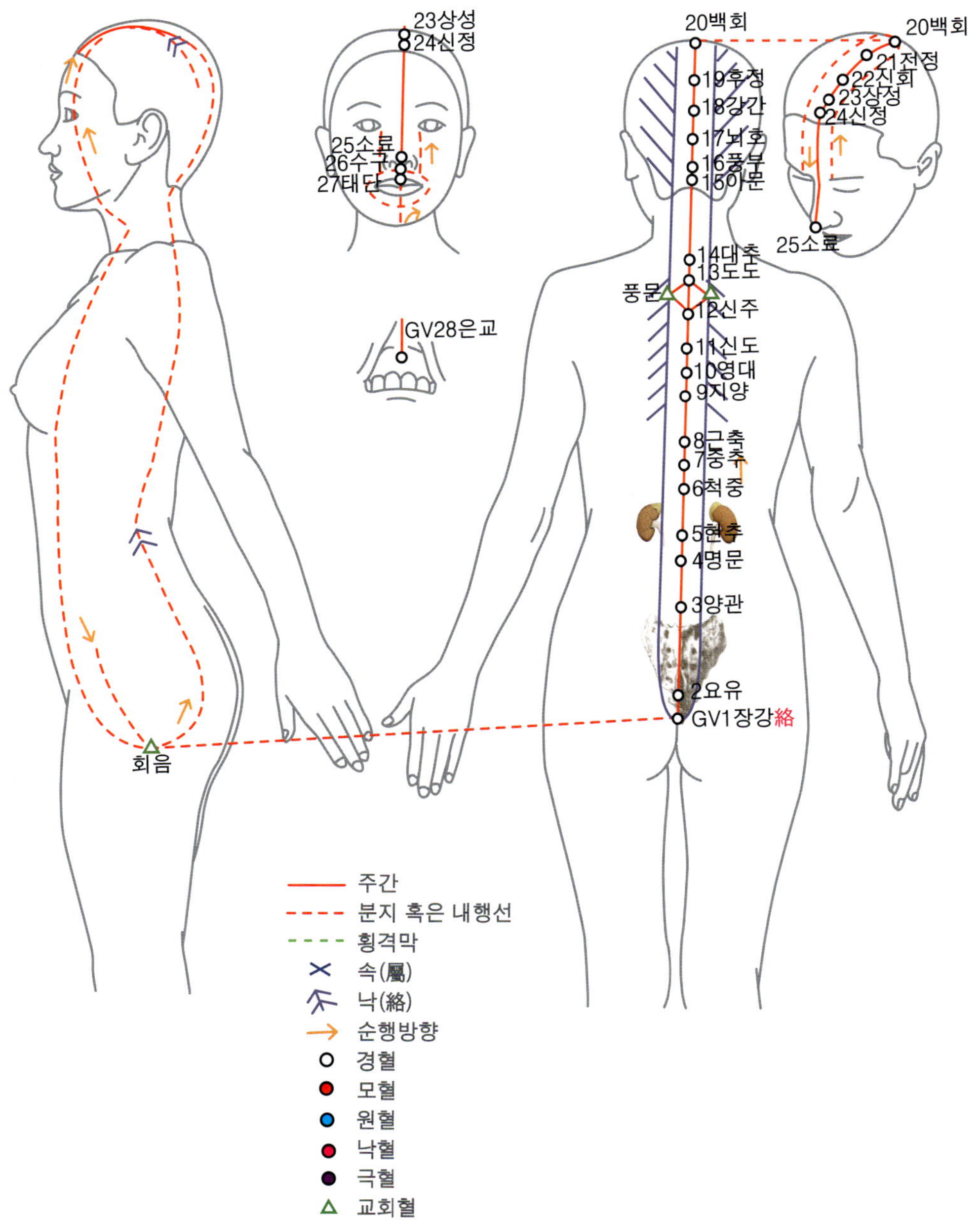

주치

독맥의 연계 부위는 척추와 뇌이다. 독맥의 경혈은 뇌와 척추의 병, 열병 등에 쓴다.
제2요추 아래의 혈은 비뇨생식기계통과 대소장 및 항문의 병,
제7흉추에서 제2요추 사이의 혈은 주로 소화기 계통의 병,
제7흉추 위의 혈은 가슴 쪽과 폐 및 심장의 병을 치료하는데 쓴다.
머리의 혈은 머리와 뇌의 병에 사용한다.

부위별 주치

장강~명문(미추~제2요추) 뇌와 장(腸)의 병, 생식비뇨질환 및 요추의 국소병을 주치한다.
현추~근축(제1요추~제9흉추) 뇌와 위장병 및 허리와 척추의 국소병을 주치한다.
지양~대추(제7흉추~제7경추) 뇌 및 폐의 병, 발열병, 척추와 등의 병을 주치한다.
아문~풍부 머리[頭] 뒷목[項] 코[鼻] 혀[舌] 목구멍[喉] 및 뇌질환을 주치한다.
뇌호~신정 머리, 코, 눈, 귀 및 뇌질환을 주치한다.

팔맥교회혈

후계(수태양소장경 소속)

독맥 GV(Governor Vessel)

정중선상 28혈 GV1장강~GV28은교

GV28. 은교 윗입술 내측 중앙, 잇몸 위 윗입술 부착 부위
27. 태단 윗입술 상단 중앙, 외피와 입술점막 사이
26. 수구 윗입술과 코 사이 홈의 중앙
25. 소료 코 끝 정중앙의 오목한 곳

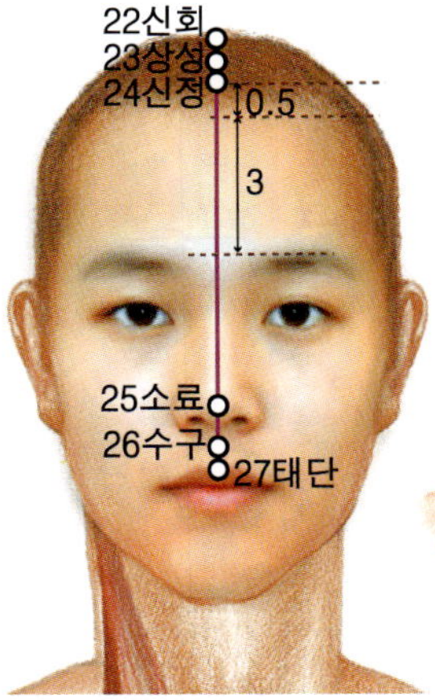

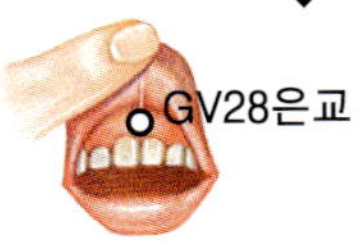

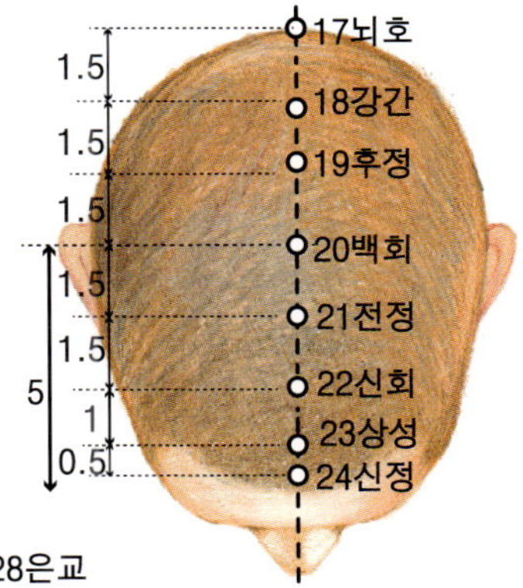

24. 신정 앞머리칼 경계로부터 0.5촌 위.
양쪽 0.75 미충, 1.5 곡차, 2.25 두임읍, 3 본신, 4.5 두유
23. 상성 앞머리칼 경계로부터 1촌 위 / 양쪽 1.5 오처
22. 신회 앞머리칼 경계로부터 2촌 위, 상성 뒤 1촌
21. 전정 앞머리칼 경계로부터 3.5촌 위, 백회 앞 1.5촌.
* 풍부~신회까지 각 혈 간격 1.5촌.
* 인당~앞머리칼 경계: 3촌
* 앞머리칼 경계~뒷머리칼 경계: 12촌
* 뒷머리칼 경계~대추: 3촌

20. 백회 뒷머리칼 경계로부터 7촌, 앞머리칼 경계 5촌 위,
귀 끝에서 수직으로 올린 선과 코끝에서 올린 선이 만나는 점.
19. 후정 뒷머리칼 경계 5.5촌 위, 강간 위 1.5촌.
18. 강간 뒷머리칼 경계 4촌 위, 뇌호 위 1.5촌.
17. 뇌호 뒷머리칼 경계 2.5촌 위, 풍부 위 1.5촌.
16. 풍부 뒷머리칼 경계로부터 1촌 위
15. 아문 뒷머리칼 경계로부터 0.5촌 위 오목한 곳/ 양쪽 1.3 천주
14. 대추 제7경추 아래 오목한 곳/ 양쪽 2 견중유, 4 견정

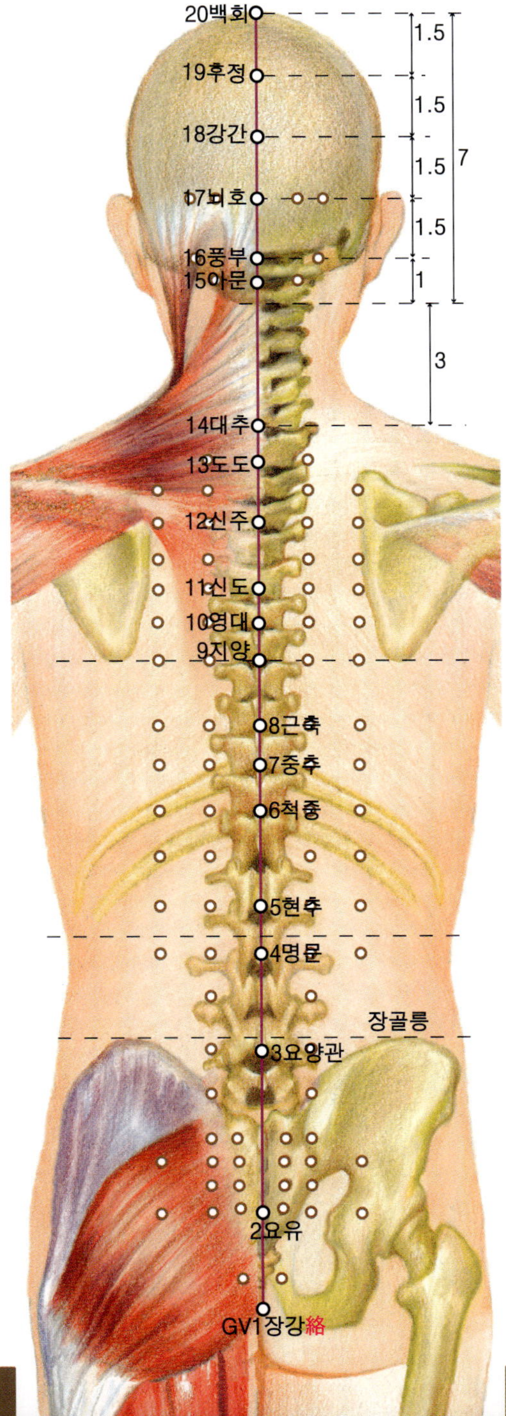

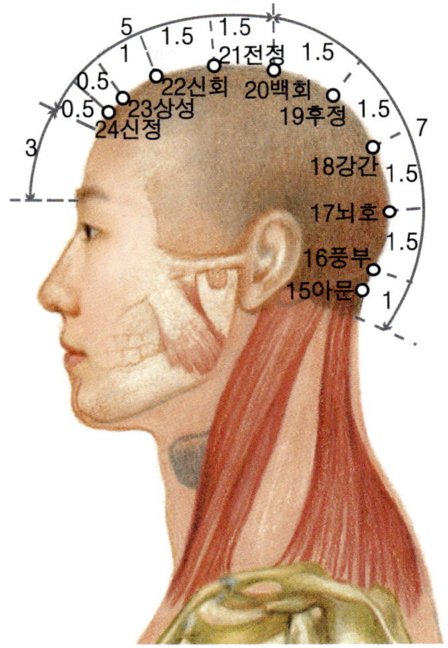

13. 도도 제1흉추 극돌기 아래 오목한 곳/ 양쪽 1.5 대저, 3 견외유
12. 신주 제3흉추 극돌기 아래/ 양쪽 1.5 폐유, 3 백호, 곡원
11. 신도 제5흉추 극돌기 아래/ 양쪽 1.5 심유, 3 신당, 천종
10. 영대 제6흉추 극돌기 아래/ 양쪽 1.5 독유, 3 의희
9. 지양 제7흉추 극돌기 아래, 견갑골 아래쪽 끝과 수평.
양쪽 1.5 격유, 3 격관
8. 근축 제9흉추 극돌기 아래/ 양쪽 1.5 간유, 3 혼문
7. 중추 제10흉추 극돌기 아래/ 양쪽 1.5 담유, 3 양강
6. 척중 제11흉추 극돌기 아래/ 양쪽 1.5 비유, 3 의사
5. 현추 제1요추 극돌기 아래/ 양쪽 1.5 삼초유, 3 황문
4. 명문 제2요추 극돌기 아래, 배꼽과 상대/ 양쪽 1.5 신유, 3 지실
3. 양관 제4요추 극돌기 아래, 장골 위끝 수평선/ 1.5 대장유
2. 요유 제4선골 아래/ 양쪽 0.7 하료, 1.5 백환유
GV1. 장강(독맥의 낙혈) 꼬리뼈 끝과 항문 사이/ 양쪽 0.5 회양

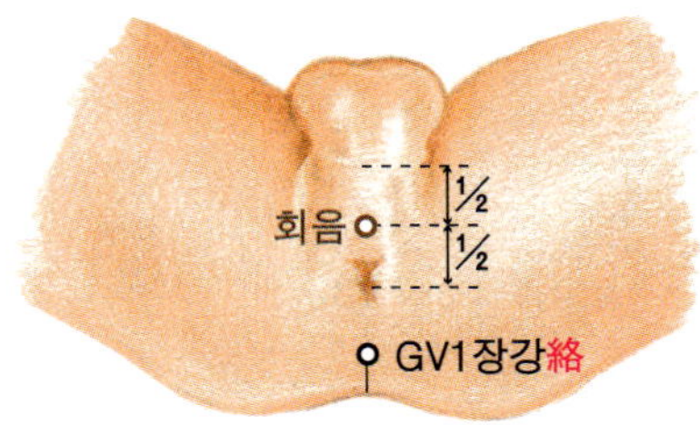

충맥

충(衝)은 요충, 즉 중요한 길목이라는 뜻으로 통한다는 의미.
온 몸을 흐르는 십이경맥의 주요한 길목이라고 하여
'경락의 바다' 또는 '혈의 바다(血之海)'라고 한다.
충맥은 오장육부의 바다로서 온몸의 기혈을 조절한다.
* 임맥 · 독맥 · 충맥을 일원삼기(一源三岐)라고도 한다.
즉 한 개의 샘물에서 3개의 물줄기가 나온다는 뜻.

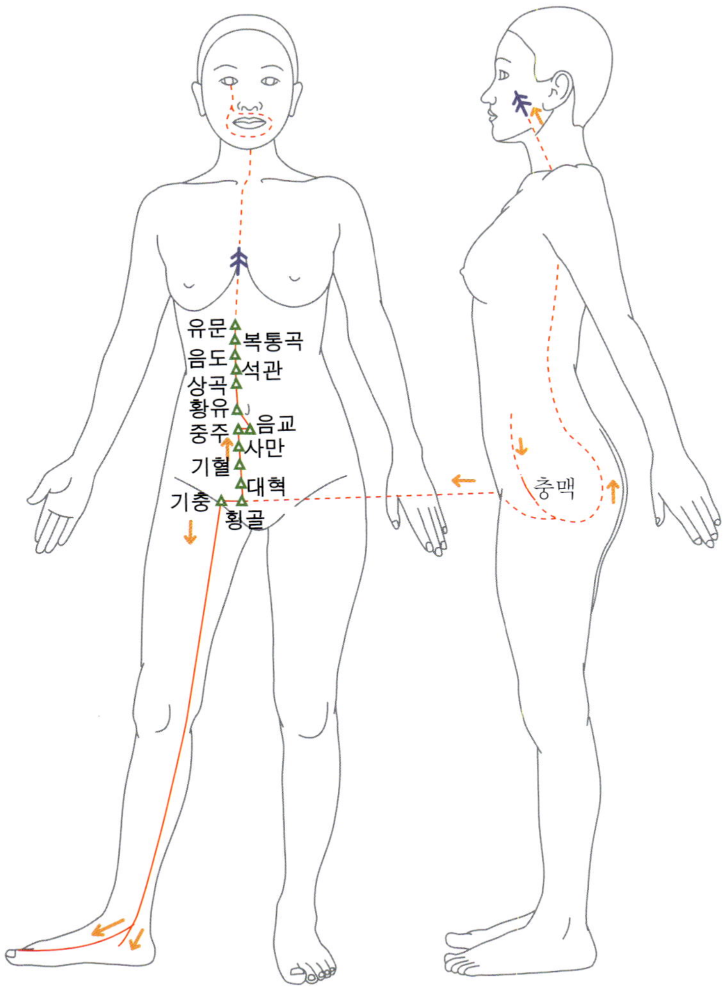

순행

○ 하복부 자궁 안에서 시작되어 회음부로 나와 세 줄기로 갈라진다.

갈라짐1

○ 한 줄기는 아랫배에서 나와 독맥과 만난 후,
○ 뱃속 뒤쪽 벽을 올라 척추 안으로 타고 위로 오른다.

갈라짐2

○ 또 한줄기는 복강 앞쪽 벽을 따라 족소음신경과 만나
○ 배꼽 가장자리를 끼고 돌아 올라가
○ 가슴 안으로 들어가서 넓게 퍼지고,
○ 다시 위로 올라가서 인후를 지나 입술을 돈 후
○ 눈 밑에 이른다.

갈라짐3

○ 또 한 줄기는 방광 아래에서 기충으로 나와
○ 허벅지 안쪽을 거쳐
○ 오금 중앙으로 들어가서 종아리뼈 안쪽을 지나,
○ 안쪽 복사뼈 뒤를 돌아 발바닥에 이르는데,
○ 이 지맥은 족소음경과 나란히 흐르고, 족삼음경으로 유주한다.
○ 그 한 지맥은 안쪽 복사뼈에서 발등에 이르고
엄지발가락에 닿는다.

기능

간(肝)과 신장, 비장(脾)을 통해
기(氣)가 오르고 내리는 운동을 조절한다.
남녀의 생식기능을 맡는데,
특히 부인병에 많은 관계가 있고,
그래서 월경불순, 생리통, 대하증, 불임증,
배꼽주위통, 하지동통을 치료한다.

교회혈

회음 · 음교(임맥), 기충(족양명위경),
횡골 · 대혁 · 기혈 · 사만 · 중주 ·
황유 · 상곡 · 석관 · 음도 ·
통곡 · 유문(이상 족소음신경),

팔맥교회혈

공손(족태음비경)

대맥

대(帶)는 띠와 같다는 뜻.
12번 늑골 아래에서 옆으로 한 바퀴 허리를 두르듯이
모든 경맥을 동여매는 띠의 기능을 한다.
몸의 세로로 흐르는 모든 경맥을 제약하여
함부로 흐르지 못 하도록 단속하고,
태아를 보호하며 대하를 주관한다.

순행

○ 제2요추에서 기시(起始)하여
○ 비스듬히 하행하여 대맥혈에 이르고,
○ 요복(腰腹 장골 윗 부분)을 가로질러
비스듬히 복부 앞을 지나
○ 몸통을 한 바퀴 싸고 돈 후에
다시 하행하여 아랫배에 이른다.

기능

대맥이 조화롭지 못하면
월경부조, 적백대하, 복부팽만,
요부무력 등이 나타난다.
따라서 월경불순 · 대하 등을 비롯해
주로 여성병을 치료한다.

교회혈

대맥 · 오추 · 유도(족소양담경)

팔맥교회혈

족임읍(족소양담경)

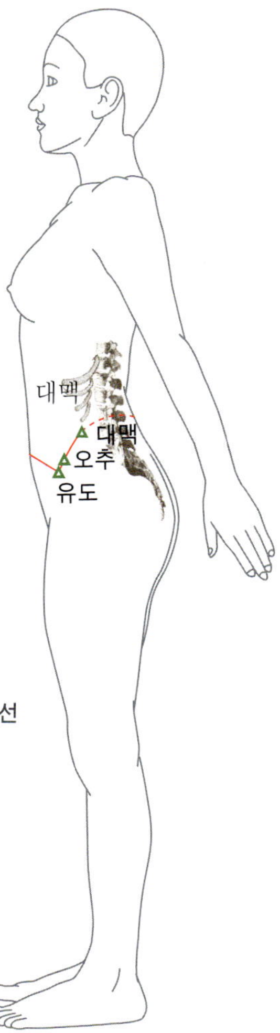

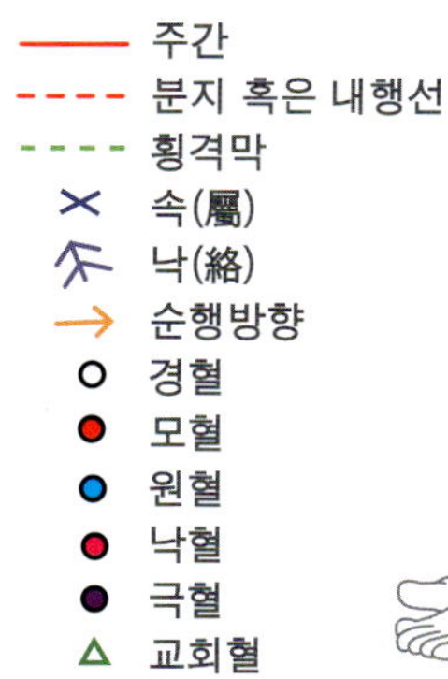

음양 교맥

교(蹻)는 발뒷꿈치란 뜻. 음교맥은 안쪽 복사뼈 부근에서 시작되는 경맥, 양교맥은 바깥 복사뼈 부근에서 시작되는 경맥.
음교맥과 양교맥은 족소음경과 족태양경의 지맥으로 모두 눈으로 모인다.
음양교맥은 눈을 자양하고, 눈꺼풀을 열고 닫음에 관여한다.
음양교맥은 전신 음양의 기를 서로 왕래하게 하므로 사지운동과도 관련이 된다.

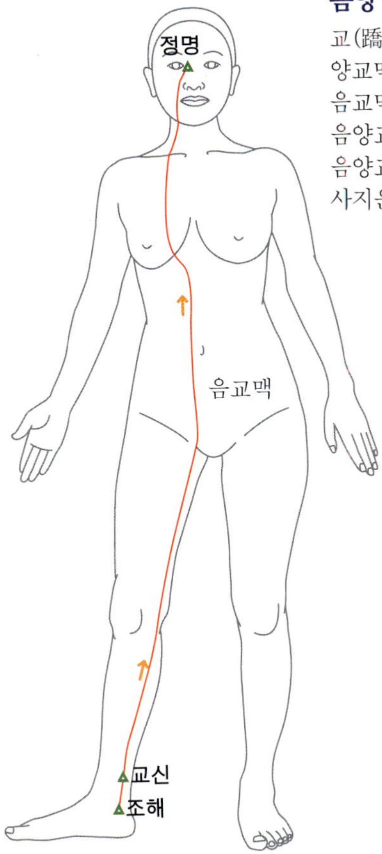

음교맥

족소음신경 족태양방광경과 교회한다.

순행

- ○ 조해에서 기시(起始)하여, 안쪽 복사뼈 위로 가서,
- ○ 허벅지 안쪽을 따라 올라가 생식기로 들어가며,
- ○ 배, 가슴을 지나 결분으로 들어가서 인영으로 나온 다음
- ○ 코 양옆과 광대뼈 부위로 들어가 눈 안쪽 정명에서 족태양방광경 양교맥과 합치고, 상행한다.

교회혈

조해・교신(족소음신경),
정명(족태양방광경)

팔맥교회혈

조해(족소음신경)

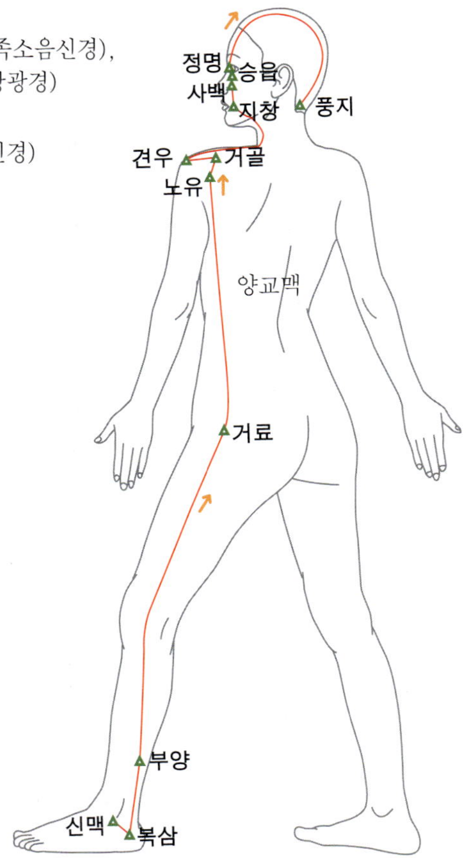

양교맥

인체 좌우측의 양을 주관한다.
수족의 태양경, 수족의 양명경,
족소양경과 교회하며 양기를 대표한다.

순행

- ○ 발 뒤축뼈에서 일어나 신맥에서 기시(起始)하여
- ○ 바깥 복사뼈를 거쳐 허벅지 바깥을 지난다.
- ○ 옆구리, 어깨, 목 옆면을 지나고 입술 옆을 지나
- ○ 눈 안쪽 정명에 이르러 수족 태양경, 음교맥과 합치며
- ○ 다시 위로 올라가 이마,
- ○ 귀 뒤에 이르러 풍지에서 족소양담경과 만난다.

교회혈

신맥・복삼・부양(족태양방광경), 거료(족소양담경),
노유(수태양소장경), 거골・견우(수양명대장경),
정명(족태양방광경), 풍지(족소양담경), 풍부(독맥)

팔맥교회혈

신맥(족태양방광경)

음양 유맥

유맥의 유(維)는 그물코를 펜 굵은 줄이라는 뜻이 있다.
유맥은 전신 음양의 기를 망라(網羅)하는 그물 같은 경맥이다.
음유맥은 음(속 裏)에 있고,양유맥은 양(겉 表)에 있다.
음유맥과 양유맥은 서로 연계를 이루고 넘치거나 모자라면 저장하거나 넘치게 하면서 기혈의 성쇠를 조절한다.

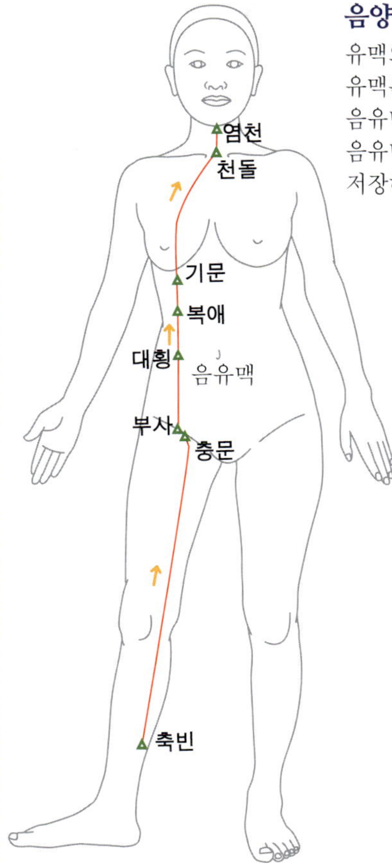

음유맥

족삼음과 임맥 등 모든 음맥을 망라하고,
특히 족태음비경, 족소음신경과 밀접히 연계되어 있다.

순행

- ○ 정강이 안쪽 족소음신경의 축빈에서 기시(起始)하여
- ○ 허벅지 안쪽을 따라 복부로 올라 족태음비경과 병행하고,
- ○ 흉협부인 옆구리와 갈비뼈로 상행하여 족궐음간경과 교회한 후
- ○ 횡격막을 거쳐 인후까지 오르다 염천에서 임맥과 합친다.

교회혈

축빈(족소음신경),
충문・부사・대횡・
복애(족태음비경),
기문(족궐음간경),
천돌・염천(임맥)

팔맥교회혈

내관(수궐음심포경)

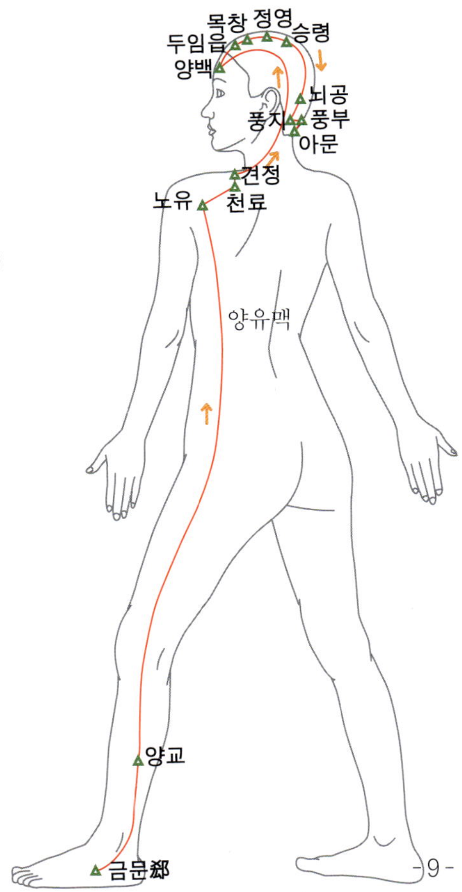

양유맥

족삼양경과 수태양 수소양 독맥과 교회하고,
특히 족태양방광경 족소양담경과 밀접히 연계되어 있다.

순행

- ○ 바깥쪽 복사뼈 아래의 금문에서 기시(起始)하여
- ○ 바깥 복사뼈, 종아리, 무릎, 허벅지의 바깥쪽을 따라 올라가
- ○ 배와 가슴의 측면, 겨드랑이 뒤, 어깨의 견정(肩井)에 이르러
- ○ 다시 목, 귀 뒤, 앞 이마와 담경이 흐르는 옆머리 따라
- ○ 풍지로 내려가 뒷목의 풍부, 아문에서 독맥과 연결된다.

교회혈

금문(방광경), 양교・견정・뇌공・승령・
정영・목창・임읍・본신・풍지(담경),
천료(삼초경), 노유(소장경), 아문・풍부(독맥)

팔맥교회혈

외관(수소양삼초경)

태음경과 양명경의 순행

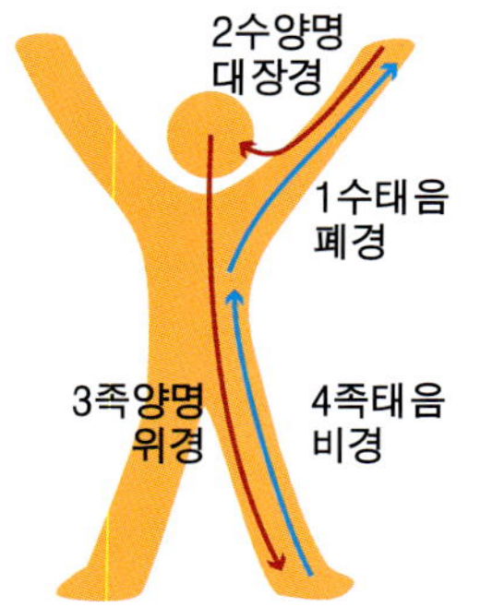

수태음폐경LU(Lung Meridian)

순행

안으로 흐름

- 중초(中焦)의 위부(胃部) 중완에서 일어나, 아래로 내려가 대장에 낙(絡)한다.
- 다시 돌아 위구(胃口)를 지나 횡격막으로 올라가, 폐에 속(屬)한다.
- 다시 폐계(肺系:폐에 부속된 여러 기관)를 따라 올라가 인후를 지나 겨드랑이로 나온다.

밖으로 흐름

- 빗장뼈 아래 시작혈인 중부에서 족태음경과 교회하고 겨드랑이 옆으로 나와,
- 위팔 안쪽을 따라 수소음심경과 수궐음심포경 두 경맥의 앞쪽을 지난다.
- 팔꿈치 안쪽 가운데 척택으로 내려와
- 팔의 엄지쪽 요골 가장자리를 거쳐 폐경의 낙혈인 열결에 이르고,
- 손목 맥 뛰는 자리인 태연으로 들어간다.
- 어제를 지나 엄지손가락의 소상에 이른다.

갈라짐

- 한 갈래는 손목 위 열결에서 갈라져 집게손가락 안쪽 끝으로 나가 수양명대장경의 시작점인 상양혈과 연결된다.

주치

주로 호흡기계통의 병증과 열병을 치료하며, 폐경이 경과하는 부위의 병증을 다스린다.
이 경맥의 경혈은 팔 안쪽 앞기슭에서 생긴 통증이나 마비 등을 치료하는데 쓴다.

부위별 주치

중부 ~ 운문 : 가슴 폐의 질환
천부 ~ 소상 : 후(喉) 및 가슴이나 폐의 병, 발열, 팔꿈치 팔 손바닥의 안쪽 기슭의 병증

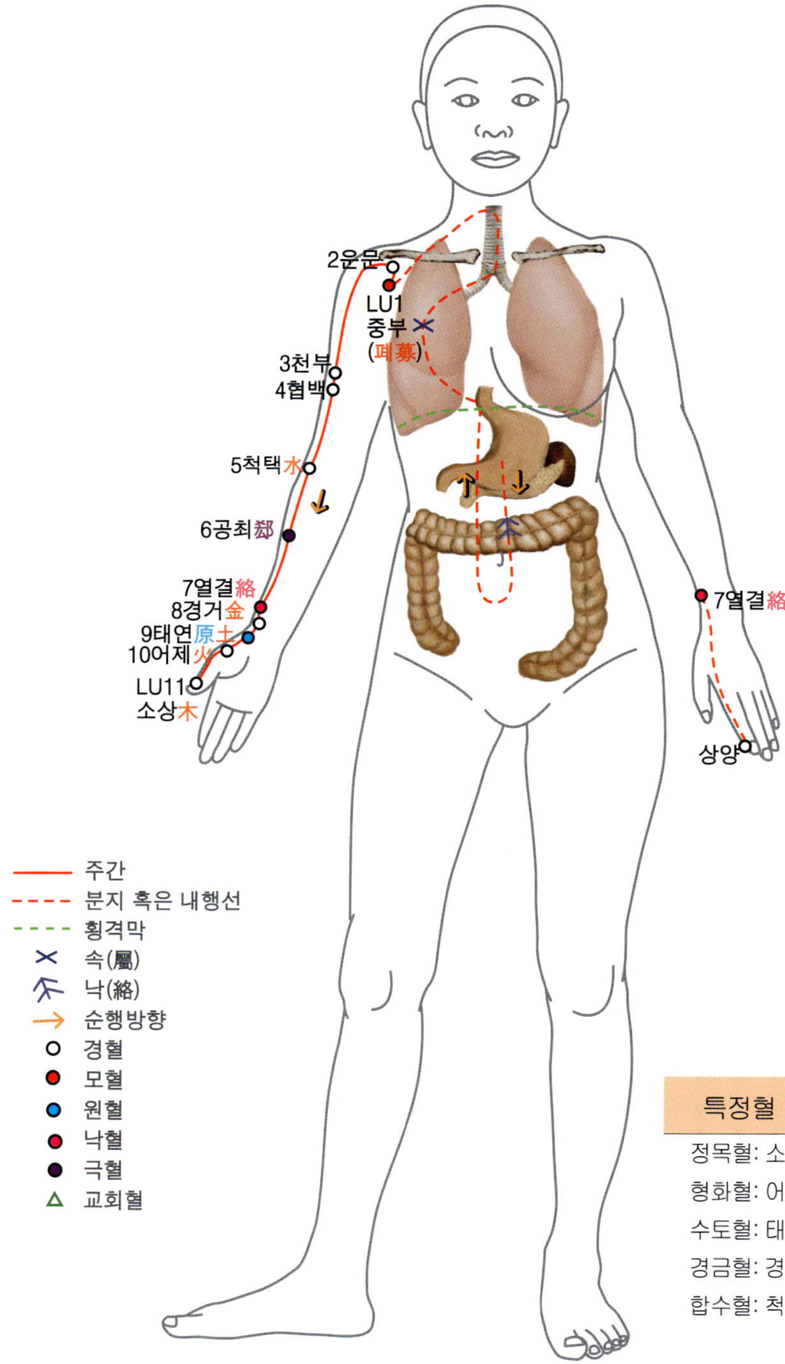

특정혈	
정목혈: 소상	원혈: 태연
형화혈: 어제	낙혈: 열결
수토혈: 태연	극혈: 공최
경금혈: 경거	모혈: 중부
합수혈: 척택	배유혈: 폐유

수태음폐경 LU(Lung Meridian)

좌우 각각 11혈 LU1중부 ~ LU11소상

LU1. 중부 (폐의 모혈) 쇄골 밑 오구돌기의 안쪽 기슭과 아래 기슭을 이은 선이 만나는 곳,
운문 아래 1촌, 화개 양 옆 6촌.

2. 운문 쇄골 밑 오구돌기 안쪽 가장 오목한 곳, 선기 양 옆 6촌

3. 천부 겨드랑이 앞 금 끝에서 3촌. 유두와 수평. 상완골 앞쪽 바깥 기슭

* 겨드랑이 앞 금 끝에서 팔꿈치의 척택 사이는 12촌

4. 협백 겨드랑이 앞 금 끝에서 4촌. 천부 바로 아래 1촌

5. 척택(합-수혈) 팔꿈치 가로 금 위에서 윗팔 두머리힘줄의 바깥쪽 / 안쪽은 곡택

6. 공최(극혈) 척택과 태연을 이은 선 위, 척택에서 5촌, 태연에서 7촌

* 팔꿈치의 척택에서 손목의 태연까지 9촌

7. 열결(낙혈) 요골경상돌기에서 약간 위쪽 오목한 곳, 정맥이 있는 곳,
양 손 교차시 식지 끝이 닿는 곳. 태연에서 1.5촌

8. 경거(경-금혈) 요골경상돌기 안 기슭, 태연에서 1촌

9. 태연(원혈, 수-토혈) 손목 관절의 가로 금 위 손바닥쪽 뼈 기슭아래 오목한 곳

* 맥이 뛰는 곳

10. 어제(형-화혈)제1 손몸뼈의 중간, 손등과 손바닥 경계(적백육제 赤白肉際)

LU11. 소상(정-목혈) 엄지손가락 안쪽 손톱뿌리 모서리 옆 0.1촌

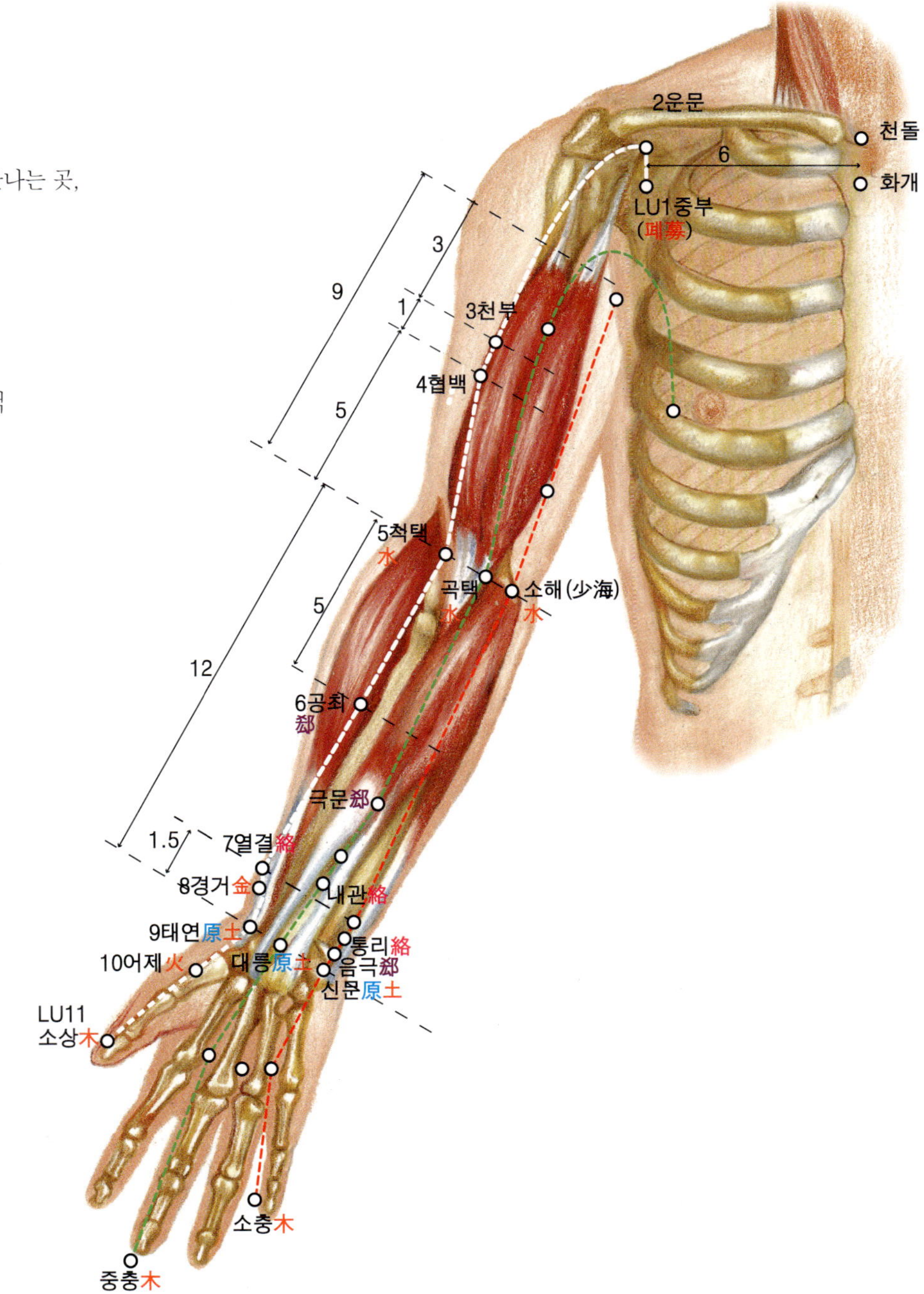

수양명대장경 LI(Large Intestine Meridian)

순행

밖으로 흐름

- ○ 집게손가락 안쪽 상양에서 일어나, 안쪽 가장자리를 따라 이간과 삼간을 지나,
- ○ 합곡이 있는 두 뼈 사이로 나와, 두 힘줄 사이인 양계로 들어간다.
- ○ 대장경의 낙혈인 편력을 지나서 팔뚝 요골로 흐른다.
- ○ 팔꿈치 바깥쪽 모서리 곡지로 들어가고, 위팔의 바깥쪽 앞 가장자리를 따라,
- ○ 어깨로 올라가 견우에서 나와 뒤로 넘어간 다음, 제7경추 아래 대추에서 교회(交會)한다.
- ○ 다시 앞으로 나와 쇄골 위쪽 오목한 자리, 결분(缺盆)으로 내려간다.

안으로 흐름

- ○ 결분에서 가슴으로 들어가 폐에 낙(絡)하고, 횡격막 아래로 내려가 대장에 속(屬)한다.
- ○ 다시 내려가 하합혈인 상거허까지 그 경맥의 기(氣)가 영향을 미친다.

갈라짐

- ○ 한 갈래는 결분에서 상행하여 옆 목으로 올라가
- ○ 볼을 뚫고 아래 잇몸으로 들어갔다가 다시 돌아나와,
- ○ 인중에서 교차(왼쪽에서 온 것은 오른쪽으로, 오른쪽에서 온 것은 왼쪽으로)한 후에
- ○ 콧구멍을 끼고 올라가고, 영향에서 족양명위경과 연결된다.

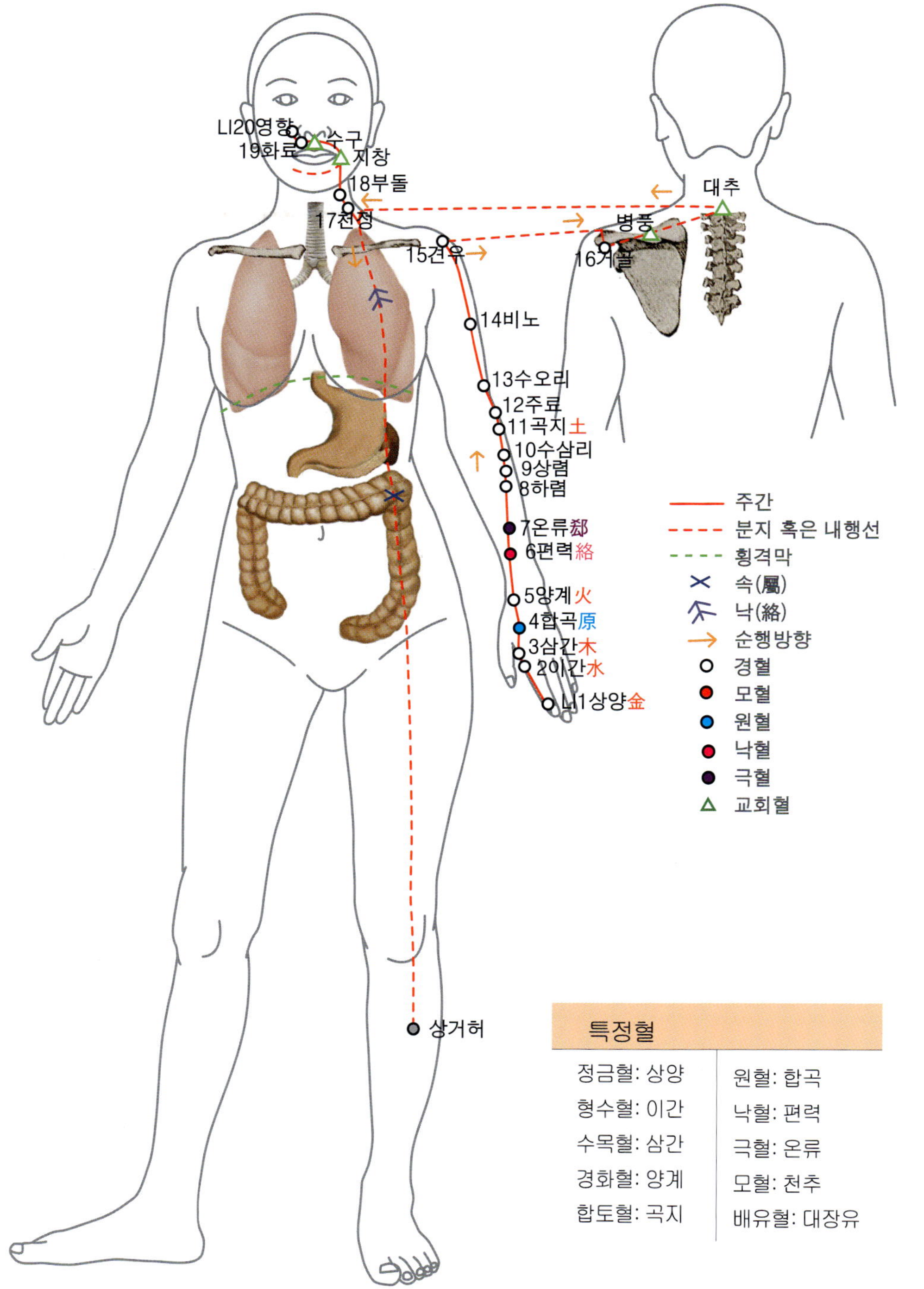

주치

위나 장 등의 복부기관 질병과 열증을 치료하는데 많이 쓴다.
특히 대장경의 순환로에 나타나는 치아통, 안면부종, 입이 비뚤어지는 구안와사,
측두부나 안구 주위가 쑤시는 삼차신경통과 위팔 부위나 요골신경통 등에 많이 쓰인다.
일부 경혈들은 피부병과 대장의 병을 치료한다.

부위별 주치

상양~곡지 : 머리 얼굴 귀 코 치아(齒牙), 후(喉)의 병, 발열 및 팔 바깥쪽 앞 기슭의 병증
주료~거골 : 해당 부위의 질환
천정~부돌 : 인후질환
화료~영향 : 코 질환

특정혈

정금혈: 상양	원혈: 합곡
형수혈: 이간	낙혈: 편력
수목혈: 삼간	극혈: 온류
경화혈: 양계	모혈: 천추
합토혈: 곡지	배유혈: 대장유

수양명대장경 LI(Large Intestine Meridian)

좌우 각각 20혈 LI1상양~LI20영향

LI 20. 영향 콧방울 바깥쪽 0.5촌, 비순구 위

19. 화료 콧구멍 바깥쪽 벽 수직선과 수구혈 수평선이 만난 점, 수구 양 옆 0.5촌

18. 부돌 후두융기 양 옆으로 3촌, 흉쇄유돌근 가운데. 정중선 후두융기 양옆 1.5 인영, 3 부돌, 3.5 천창

17. 천정 부돌과 결분(유두수직선 위)의 가운데, 흉쇄유돌근의 뒤쪽.

16. 거골 쇄골의 어깨마루(견봉)끝과 어깻죽지뼈가시(견갑극) 사이 움푹한 곳

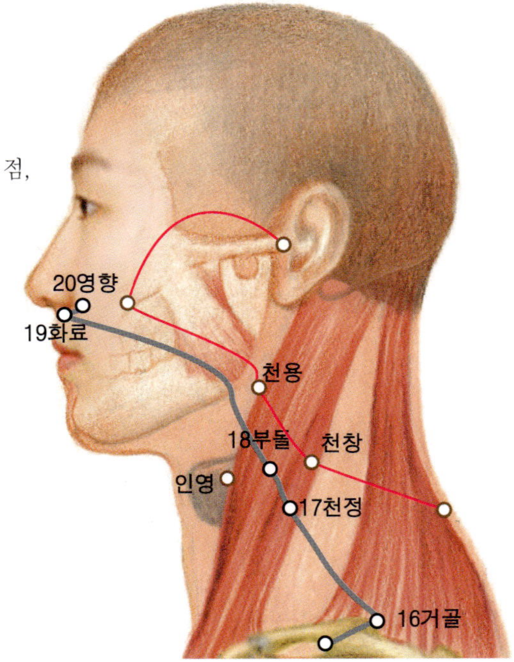

11. 곡지(합-토혈) 팔꿈치 바깥쪽 가로 금 끝, 누르면 압통이 있는 곳

10. 수삼리 양계에서 곡지 사이(12촌) 연결선에서 곡지 아래 2촌, 요측 손뿌리뻗힘살과 손가락뻗힘살 사이, 누르면 저린 곳

9. 상렴 양계에서 곡지 사이. 곡지 아래 3촌, 요측 손뿌리뻗힘살과 손가락뻗힘살 사이

8. 하렴 양계에서 곡지 사이. 곡지 아래 4촌, 요측 손뿌리뻗힘살과 손가락 뻗힘살 사이

7. 온류(극혈) 양계에서 곡지 사이. 양계 위 5촌, 엄지뻗힘살 위

6. 편력(낙혈) 양계에서 곡지 사이. 양계 위 3촌, 엄지뻗힘살 위

5. 양계(경-화혈) 엄지를 위로 폈을 때 손목 위의 두 힘줄 사이 오목한 곳

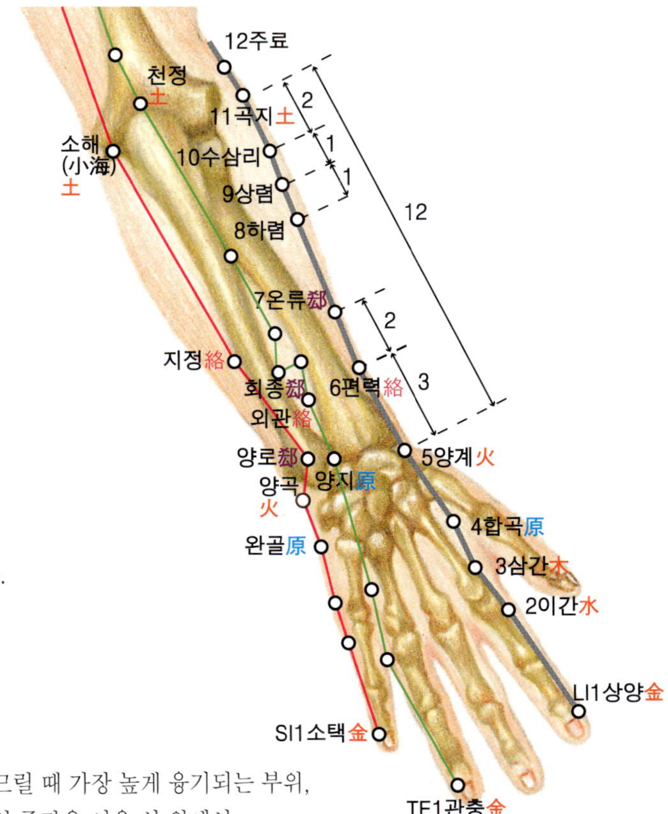

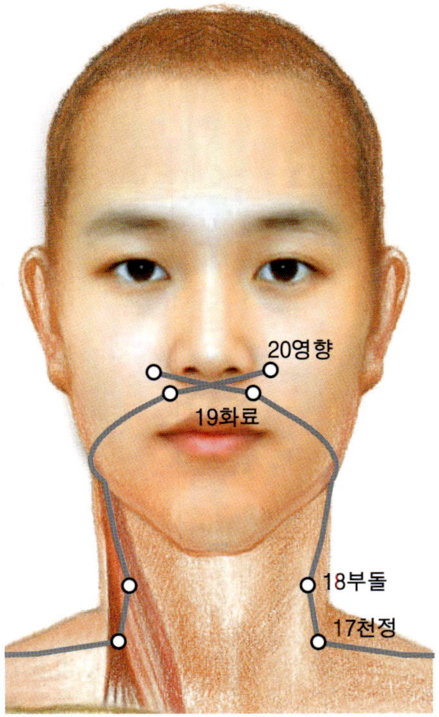

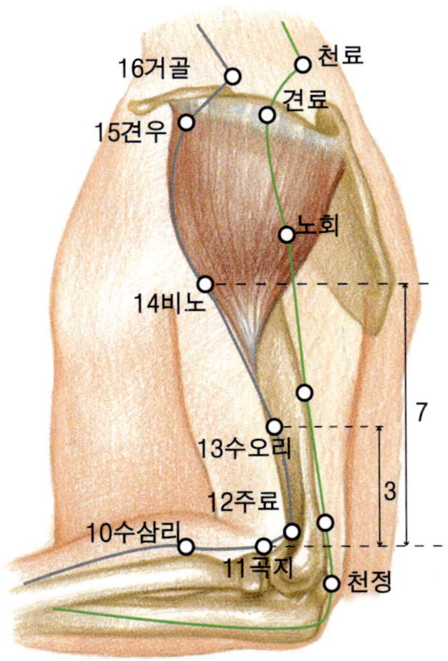

15. 견우 팔을 들 때 나타나는 어깨의 움푹한 곳 두 개 중 앞은 견우, 뒤는 견료

14. 비노 곡지와 견우 사이(10촌) 곡지 위 7촌. 삼각근 전하방 가장자리, 윗팔뼈 앞쪽 기슭

13. 수오리 곡지와 견우 사이(10촌) 곡지 위 3촌. 윗팔 삼두근 앞쪽, 윗팔뼈 앞쪽 기슭.

12. 주료 팔꿈치를 구부리고 팔꿈치머리 뒤쪽 천정에서 곡지를 향해 윗팔뼈를 넘은 곳

4. 합곡(원혈) 손가락을 오므릴 때 가장 높게 융기되는 부위, 제1 손몸뼈와 제2 손몸뼈의 중간을 이은 선 위에서 제2 손몸뼈쪽 압통 부위

3. 삼간(수-목혈) 둘째손가락 본절 뒤 안쪽 오목한 곳

2. 이간(형-수혈) 둘째손가락 본절 앞 안쪽 오목한 곳

LI 1. 상양 (정-금혈) 둘째손가락 안쪽 손톱뿌리 모서리 옆 0.1촌

족양명위경 ST(Stomach Meridian)

순행

밖으로 흐름

○ 대장경의 영향에서 일어나 코를 끼고 올라가,
○ 두 눈의 사이 콧마루가 깊이 함몰된 곳에서 족태양방광경을 만나고,
○ 눈 아래의 승읍 사백 거료를 지나서, 윗니 속(수구혈)으로 들어갔다가,
○ 돌아서 입술을 끼고 나와 지창을 거쳐 아래로 내려가 승장에서 임맥과 교차된다.
○ 되돌아 턱 후면 아래쪽의 대영으로 나온다.
○ 다시 협거를 돌아, 아래턱과 귀 앞 광대뼈 가장자리인 하관으로 올라가
○ 족소양담경의 상관과 교회하고, 머리털이 난 가장자리를 돌아 현리 함염과 만난 후
○ 두유를 지나 이마로 가서 독맥의 신정(神庭)과 만난다.

갈라짐

○ 그 분지는 대영의 앞으로부터 인영으로 내려와 기관과 기관지를 따라,
○ 독맥의 대추를 거쳐 앞으로 다시 돌아와 결분으로 들어간다.

안으로 흐름

○ 결분에서 흉강에 들어가 횡격막을 거쳐 위(胃)에 속(屬)하고 비(脾)에 낙(絡)한다.

밖으로 흐름

○ 비에 낙한 후 직행하여 상행한 줄기는 결분에서 체표로 나와 젖꼭지를 지나
○ 배꼽 옆으로 내려와 음모 양측의 가랑이 주름진 자리 기충에 이른다.

갈라짐

○ 그 분지는 위의 아래쪽 유문(幽門)에서 뱃속을 따라 내려가 기충에 이르러
○ 밖으로 흐르는 위경과 합하여, 아래 허벅지의 비관으로 내려간다.
○ 계속하여 복토에 이르고, 무릎의 독비를 지나 정강이뼈 바깥쪽을 따라,
○ 발목의 해계로 내려가 둘째발가락 안쪽 함곡으로 들어간다.
○ 분지는 발등에서 갈라져 둘째발가락으로 들어가 위경(胃經)의 종혈인 여태에서 끝난다.
○ 또 한 분지는 족삼리에서 갈라져 내려가,가운데 발가락 외측 끝으로 나온다.
○ 또 다른 분지는 발등의 충양에서 갈라져 엄지발가락 끝인 족태음비경의 은백으로 연결된다.

주치

족양명위경은 정면의 질환을 위주로 치료한다. 앞머리, 입, 안구, 치아, 인후의 이상증상이나 구안와사 등 안면의 여러 질환치료에 응용한다.
족양명위경은 위와 비의 장애로 나타나는 소화장애 및 대소장의 병에 쓰일 뿐만아니라, 호흡기, 생식기계, 기타 신경쇠약이나 상사병 전광 등 정신질환, 각기병 등 하지의 여러 질환, 유종 등에도 응용된다.

부위별 주치

승읍~두유 머리와 얼굴 눈 코 입 치아
인영~유근 후(喉) 가슴 폐의 질환
불용~천추 소화기계 질환
외릉~기충 하복부와 비뇨생식기계 질환
비관~독비 하지 무릎과 넓적다리 부위의 질환
족삼리~풍륭 하지 무릎과 종아리 부위의 병 및 위장병
해계~여태 머리와 얼굴 코 눈 입 치아 인후의 병, 발의 해당부위의 병, 뇌질환, 위장병, 발열

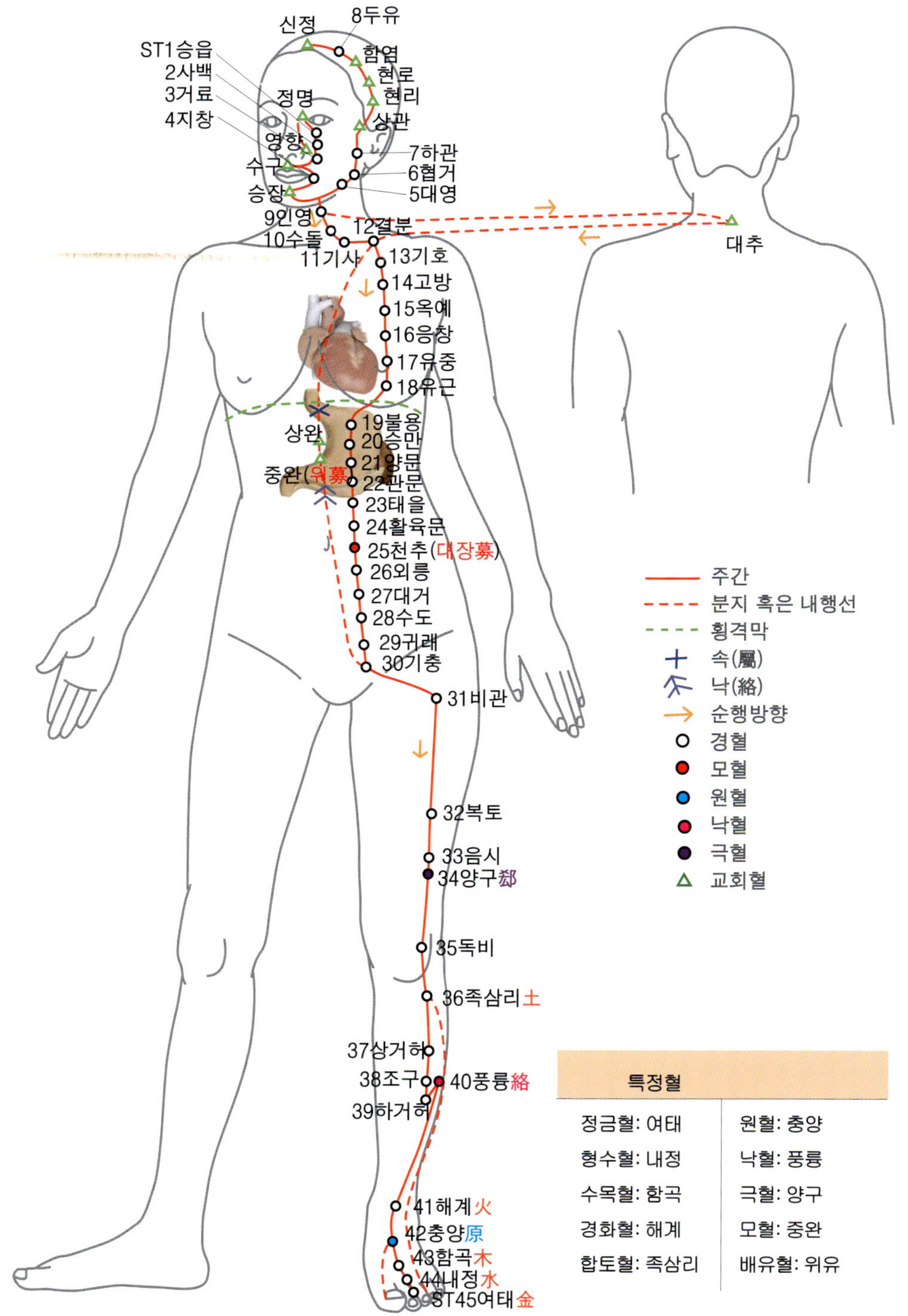

특정혈	
정금혈: 여태	원혈: 충양
형수혈: 내정	낙혈: 풍륭
수목혈: 함곡	극혈: 양구
경화혈: 해계	모혈: 중완
합토혈: 족삼리	배유혈: 위유

족양명위경 ST(Stomach Meridian)

좌우 각각 45혈 ST1승읍~ST45여태

ST1. 승읍 동자 아래 0.7촌, 눈구멍 아래쪽 뼈 가장자리
2. 사백 동자 아래 1촌, 눈구멍 아래쪽 뼈 아래 오목한 곳
3. 거료 동자 수직선과 콧구멍 수평선의 교차점
4. 지창 입꼬리 바깥쪽 0.4촌
5. 대영 아래턱 모서리와 입구석 사이의 중간 오목한 곳
6. 협거 아래턱 모서리와 귀아래 끝선 중간의 약간 앞쪽, 이를 악물면 불룩해지는 곳
7. 하관 광대뼈의 활 모양진 부분 아래 기슭의 오목한 곳, 입을 벌리면 뼈가 두드러지는 곳
8. 두유 이마 모서리 앞머리칼 경계에서 앞머리뼈 두드러진 부분 위쪽으로 들어가 오목한 곳
9. 인영 후두융기 양옆 1.5촌, 흉쇄유돌근 안쪽 끝에 경동맥 박동이 만져지는 곳
10. 수돌 인영 아래 흉쇄유돌근 안쪽 기슭, 인영과 기사의 중간
11. 기사 인영 아래 쇄골 위쪽 가장자리에 흉쇄유돌근 가슴뼈머리와 쇄골머리 사이 오목한 곳

12. 결분 쇄골 위 움푹한 곳, 유두의 수직선 위 천돌에서 4촌
13. 기호 선기 양옆 4촌, 결분 아래 쇄골 밑
14. 고방 화개 양옆 4촌. 제1늑골 아래, 기호 아래 1.6촌
15. 옥예 자궁 양옆 4촌. 제2늑골 아래, 고방 아래 1.6촌
16. 응창 옥당 양옆 4촌. 제3늑골 아래, 옥예 아래 1.6촌
17. 유중 전중 양옆 4촌. 제4늑골 아래, 유두 중앙부
18. 유근 중정 양옆 4촌. 제5늑골 아래, 유중 아래 1.6촌

19. 불용 거궐 양옆 2촌. 유두 폭의 1/2
20. 승만 상완 양옆 2촌. 불용 아래 1촌
21. 양문 중완 양옆 2촌. 승만 아래 1촌
22. 관문 건리 양옆 2촌. 양문 아래 1촌
23. 태을 하완 양옆 2촌. 관문 아래 1촌
24. 활육문 수분 양옆 2촌. 태을 아래 1촌
25. 천추 배꼽 양옆 2촌. 활육문 아래 1촌
26. 외릉 음교 양옆 2촌. 천추 아래 1촌
27. 대거 석문 양옆 2촌. 외릉 아래 1촌
28. 수도 관원 양옆 2촌. 대거 아래 1촌
29. 귀래 중극 양옆 2촌. 수도 아래 1촌
30. 기충 곡골 양옆 2촌. 귀래 아래 1촌

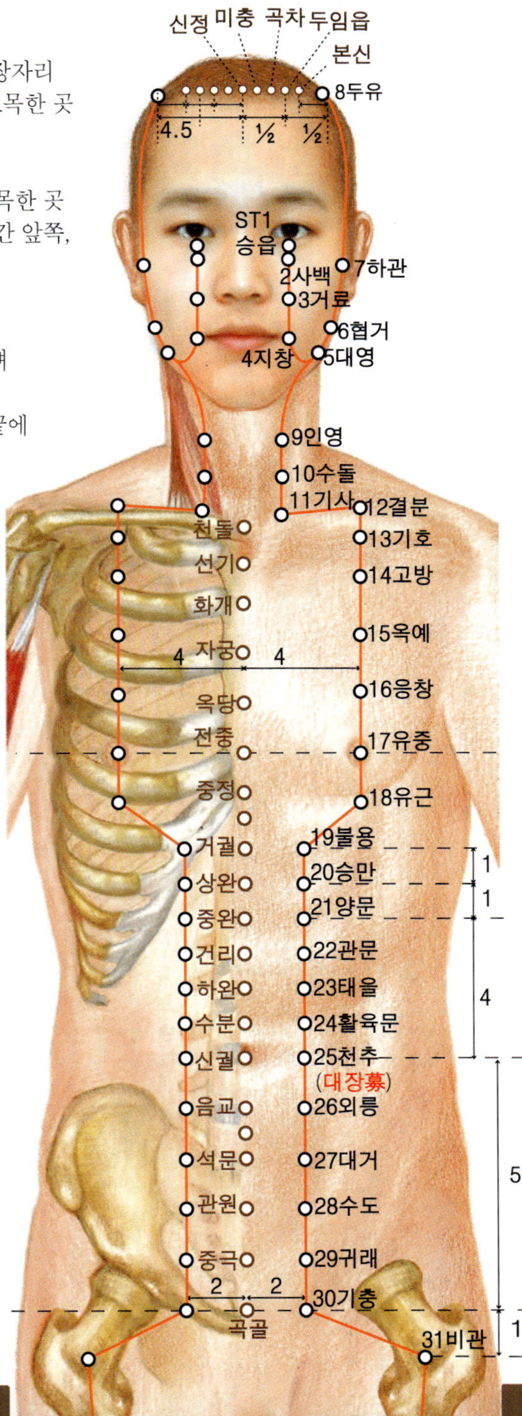

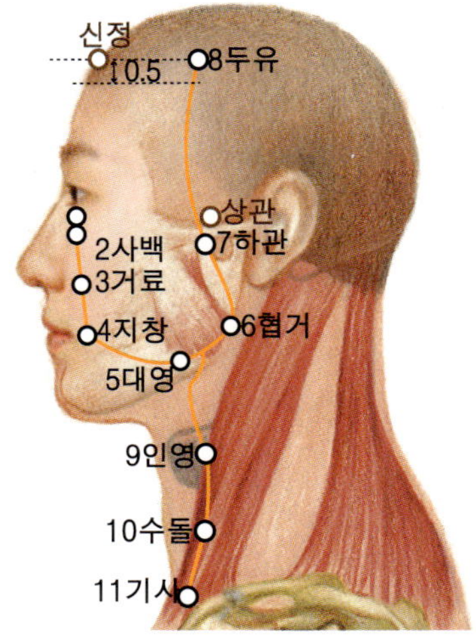

31. 비관 엉덩이 가로금(또는 회음)의 수평선과 장골 앞 튀어나온 돌기뼈가 수직으로 만나는 곳. 누르면 아픈 곳.
32. 복토 무릎뼈 윗기슭 바깥쪽 끝과 비관의 중간, 대퇴직근이 도드라지는 곳
33. 음시 무릎뼈 윗기슭 바깥쪽 끝과 복토의 중간
34. 양구(극혈) 무릎뼈 윗기슭 바깥쪽 위, 무릎을 쭉 펴면 홈이 생기는 끝 부분
35. 독비(외슬안) 무릎뼈 아래 바깥쪽 오목한 곳, 넓적다리뼈머리와 경골머리 사이에서 무릎 힘줄 바깥쪽의 오목한 곳
36. 족삼리(합-토혈) 독비 아래 3촌. 경골 거친 면 위의 1촌 아래, 경골 앞기슭에서 1촌 바깥쪽. 독비와 비골머리와 족삼리는 삼각형을 이룬다.
37. 상거허 조구 위 2촌.
38. 조구 독비와 해계 중간, 족삼리 아래 5촌
39. 하거허 조구 아래 1촌, 족삼리 아래 6촌. 바깥 복사뼈에서 위로 7촌
40. 풍륭(낙혈) 조구 뒤 1촌.
41. 해계(경-화혈) 발관절 가로금 중앙 두 힘줄사이 오목한 곳
42. 충양(원혈) 발등 가장 높은 곳의 오목한 곳, 맥이 뛰는 위치.
43. 함곡(수-목혈) 둘째발가락과 셋째발가락 사이, 본절 뒤쪽 오목한 곳
44. 내정(형-수혈) 둘째와 셋째발가락 갈라진 곳, 둘째발가락 본절 앞쪽 오목한 곳.
ST45. 여태(정-금혈) 둘째발가락 발톱뿌리 바깥쪽 모서리 옆 0.1촌

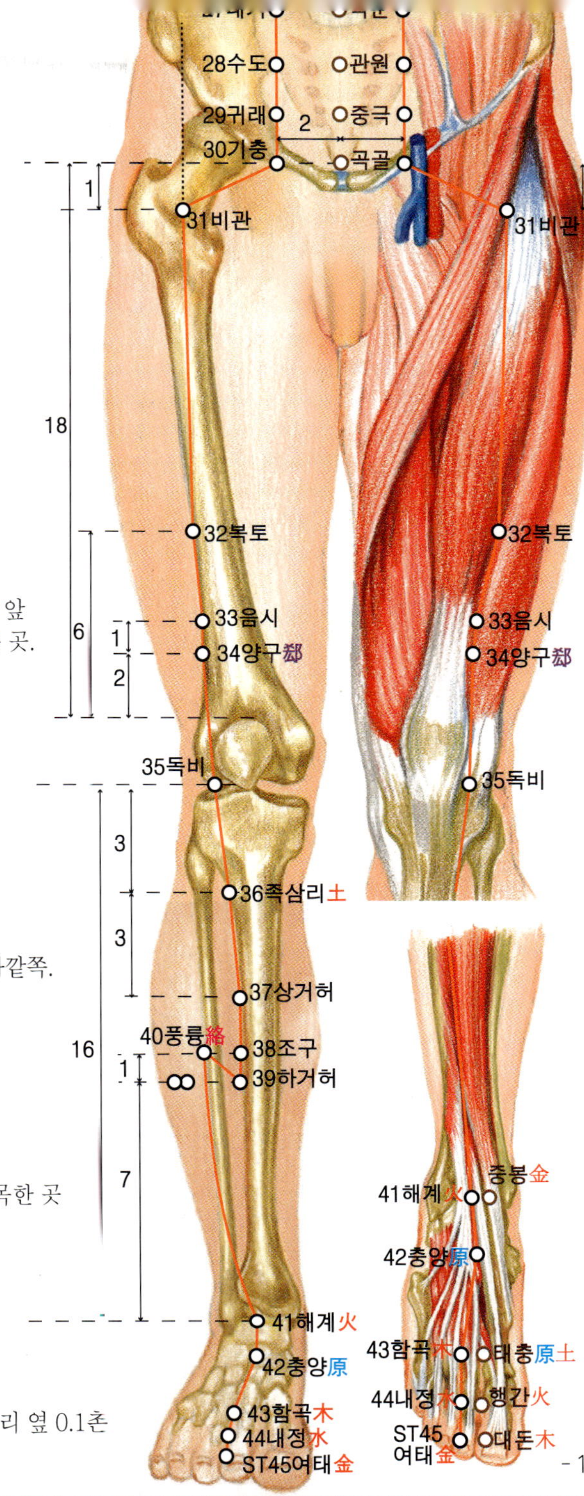

족태음비경 SP(Spleen Meridian)

순행

밖으로 흐름

- 은백혈에서 발단하여 안쪽 적백육제를 따라 대도 태백 공손을 따라 발등으로 간다.
- 안쪽 복사뼈 앞 아래 상구를 지나, 경골 안쪽으로 삼음교 누곡 지기와 음릉천으로 오른다.
- 발목 안쪽으로부터 8촌 되는 곳에서 족궐음간경을 넘어 앞쪽으로 나와,
- 무릎을 거쳐 넓적다리 안쪽 앞으로 올라 가랑이 사이로 간다.

안으로 흐름

- 허벅지 안쪽을 따라 올라 가랑이의 충문혈을 거쳐 뱃속으로 들어간다.
- 뱃속에서 임맥(任脈)의 중극, 관원과 교회하고, 복결과 대횡을 지나
- 하완과 교회하며, 비(脾)에 속(屬)하고, 위(胃)에 낙(絡)한다.
- 다시 복애를 거쳐 일월, 기문과 교회하고, 횡경막을 지나 흉부에 올라가
- 식두 천계 흉향을 거치고 주영에서 구부러져 대포에 낙(絡)한다.

갈라짐

- 한 줄기는 주영에서 계속 올라가 수태음폐경의 중부와 교회한 후
- 인후를 따라 올라가 혀뿌리에 도달하여 혀 밑에서 넓게 퍼진다.
- 또 임맥의 하완에서 갈라진 분지는 명치를 지나
- 횡격막을 거쳐 심장으로 들어가며

수소음경과 이어진다.

특정혈	
정목혈: 은백	원혈: 태백
형화혈: 대도	낙혈: 공손/대포
수토혈: 태백	극혈: 지기
경금혈: 상구	모혈: 장문
합수혈: 음릉천	배유혈: 비유

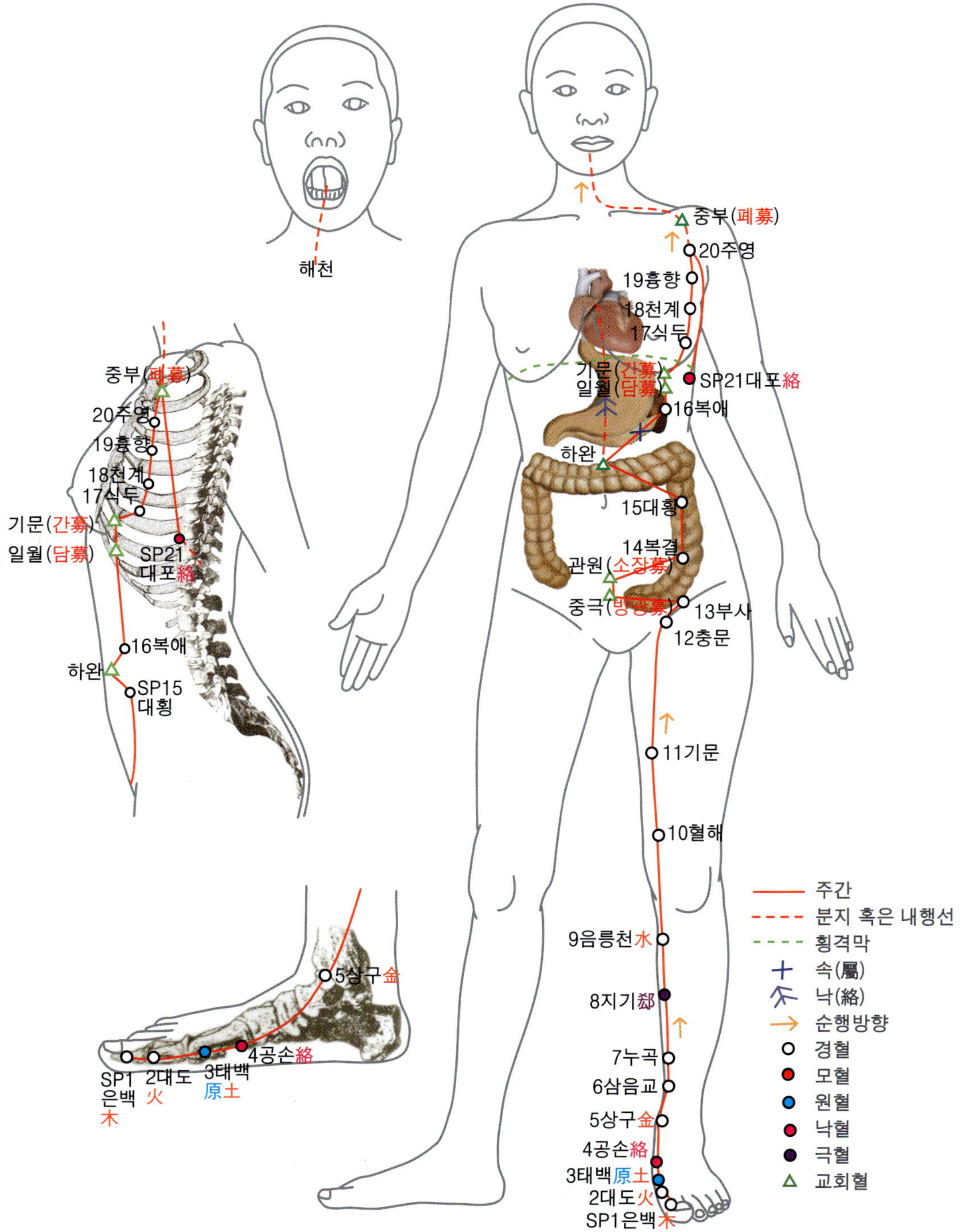

주치

족태음비경의 경혈들은 주로 소화기계통의 병과 대사장애의 치료에 쓰인다.
또 비뇨생식기계통의 병과 족태음경맥의 순행부위에 생긴 신경 및 근육의 병을 치료한다.

부위별 주치

은백~기문 : 소화기계 질환, 비뇨생식계질환 및 하지 안쪽 기슭의 병증
충문~복애 : 소호기계 질환 및 비뇨생식기계 질환
식두~대포 : 가슴과 폐(肺) 질환 및 소화기계 질환

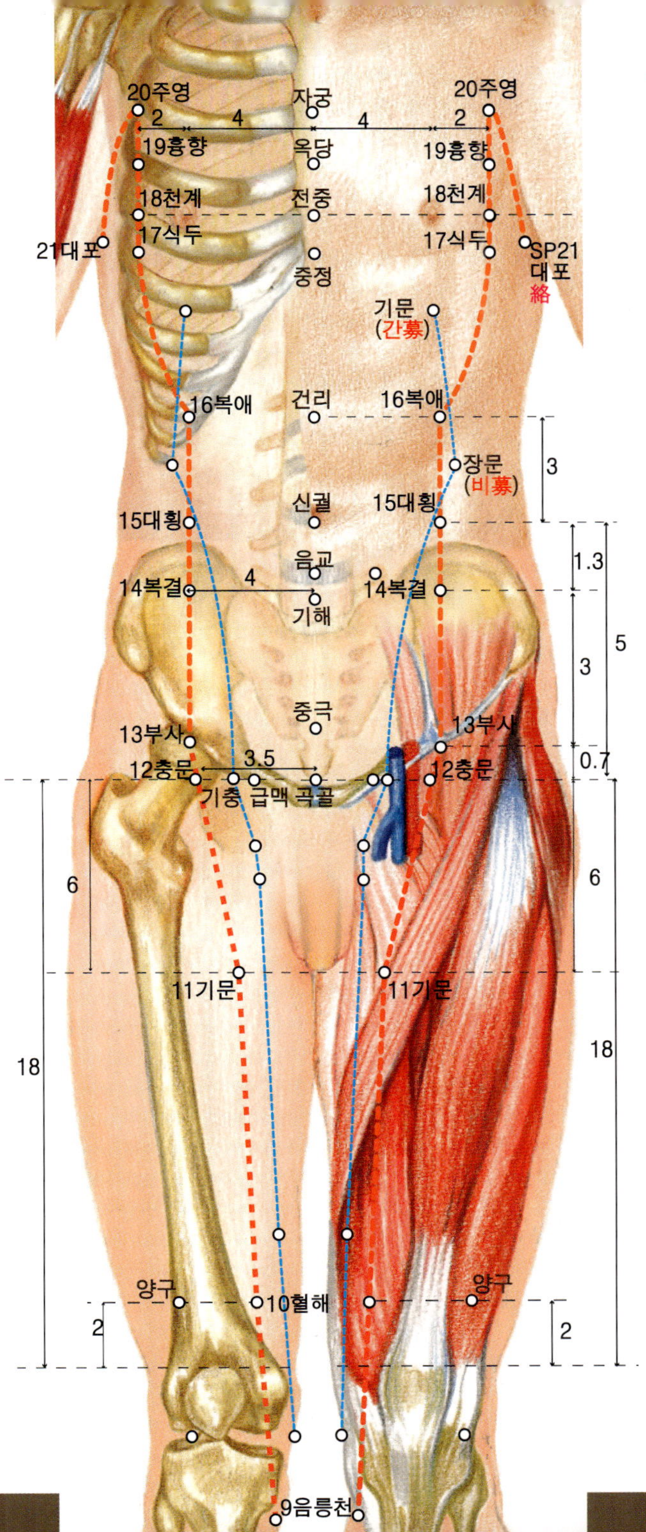

족태음비경 SP (Spleen Meridian)

좌우 각각 21혈 SP1은백~SP21대포

SP21. 대포(낙혈)
겨드랑이에 가장 오목한 곳의 수직선
제6늑골 아래, 극천과 장문의 중간
20. 주영 가슴 정중선의 자궁 양옆 6촌,
제2늑골 아래 유두 바깥쪽 2촌
19. 흉향 가슴 정중선의 옥당 양옆 6촌,
제3늑골 아래 유두 바깥쪽 2촌
18. 천계 가슴 정중선의 전중 양옆 6촌,
제4늑골 아래 유두 바깥쪽 2촌
17. 식두 가슴 정중선의 중정 양옆 6촌,
제5늑골 아래 유두 바깥쪽 2촌
16. 복애 배 정중선의 건리 양옆 4촌,
배꼽 양옆 대횡 위로 3촌 유두 수직선 아래
15. 대횡 배꼽 양옆 4촌, 유두 수직선 아래

14. 복결 배꼽 양옆 대횡 아래 1.3촌,
유두 수직선 아래
13. 부사 곡골 양옆 충문 위 0.7촌, 유두 수직선 아래
12. 충문 곡골 양옆 3.5촌, 사타구니주름의 중앙, 동맥 박동처 바깥
11. 기문 무릎뼈 윗기슭과 충문 사이 18촌에서 충문 아래 6촌
(혈해 위 6촌이라는 학설도 있음),
긴모음근과 넓적다리 빗근 사이 만나서 각을 이루는 곳.
10. 혈해 무릎뼈 윗기슭 위로 2촌, 양구와 같은 높이,
무릎뼈를 손으로 감쌀 때 엄지가 닿는 곳

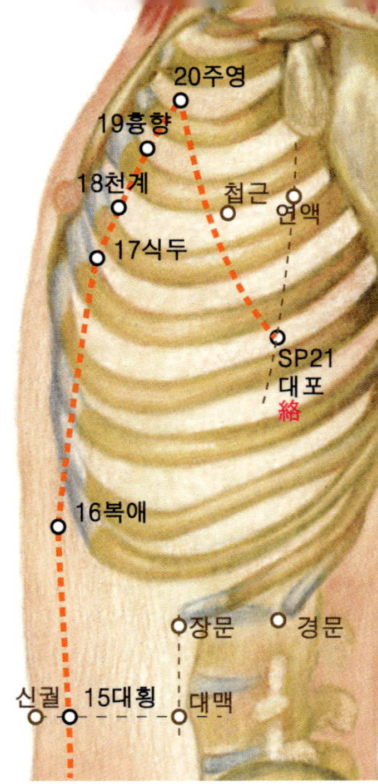

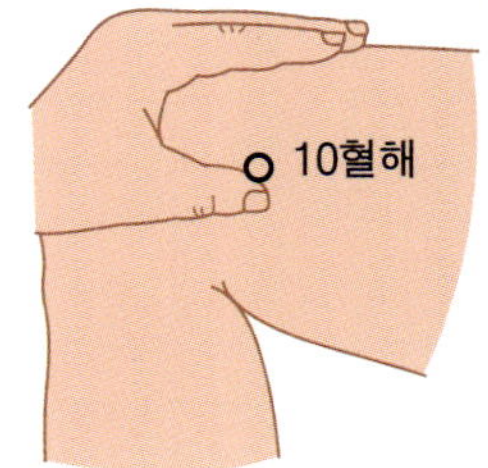

9. 음릉천(합-수혈) 굵은정강이뼈머리 안쪽
도드라진 부분 뒤아래 오목한 곳, 양릉천과 같은 높이
8. 지기(극혈) 안쪽 복사뼈 위로 10촌, 경골 뒤 가장자리 밑
오목한 곳에서 취혈
* 안쪽 복사뼈 가운데와 음릉천 사이 13촌
7. 누곡 안쪽 복사뼈 위로 6촌,
경골 뒤 가장자리 밑 오목한 곳에서 취혈
6. 삼음교 안쪽 복사뼈 위로 3촌,
경골 뒤 가장자리 밑 오목한 곳에서 취혈
5. 상구(경-금혈) 안쪽 복사뼈 앞아래 오목한 곳
4. 공손(낙혈) 안쪽 제1발몸뼈 바닥의 앞쪽 아래, 힘줄과의 사이 오목한 곳
3. 태백(원혈, 수-토혈) 첫째발가락 본절 뒤 안쪽 오목한 곳, 발등과 발바닥 경계
2. 대도(형-화혈) 첫째발가락 본절 앞 안쪽 오목한 곳, 발등과 발바닥 경계
SP1. 은백(정-목혈) 첫째발가락 안쪽 발톱뿌리 모서리 옆 0.1촌

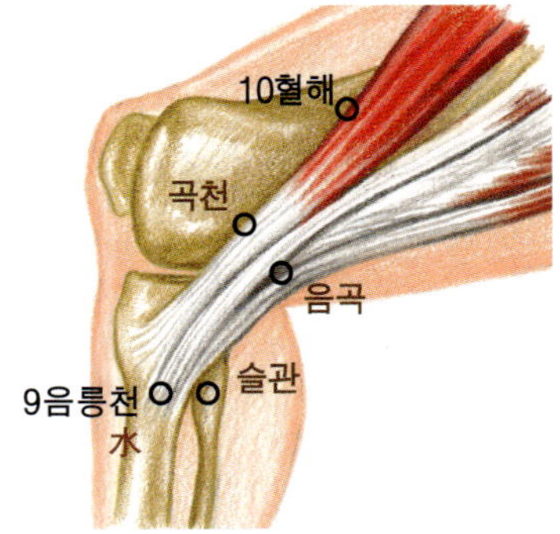

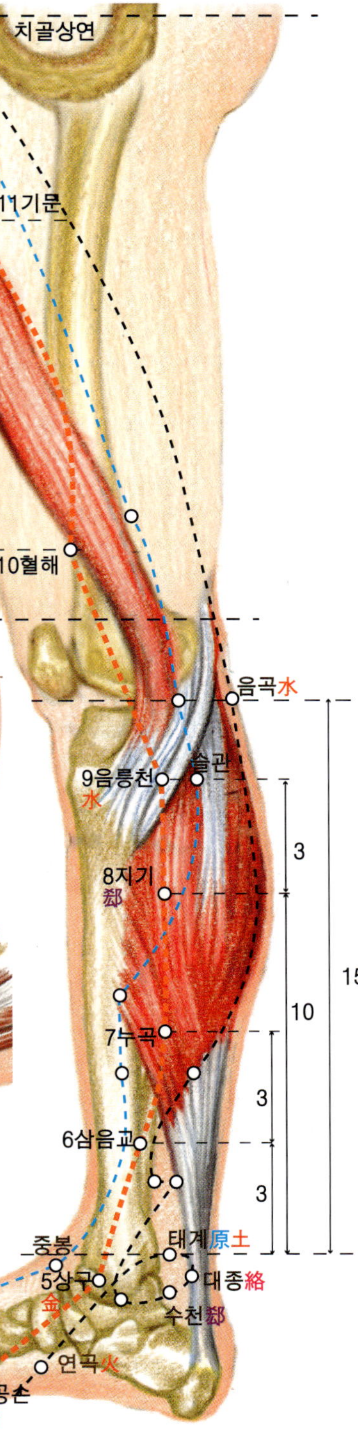

소음경과 태양경의 순행

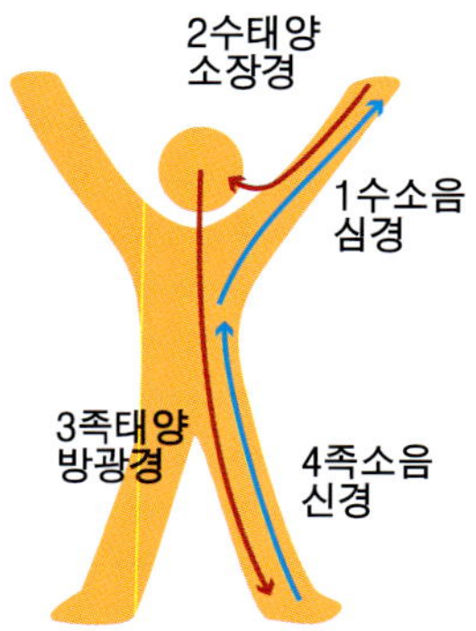

수소음심경 HT(Heart Meridian)

순행

안으로 흐름

- ㅇ 심장 안에서 시작해 심계(心系)에 속(屬)하고,
- ㅇ 횡격막을 거쳐 소장에 낙(絡)한다.

갈라짐

- ㅇ 심계(心系)에서 갈라져 나와 식도를 끼고 상행하여 목계(目系)로 이어진다.
- ㅇ 목계(目系)에서 내려와 직행한 경맥은 다시 심계를 거쳐 상행하여
- ㅇ 폐를 지나 겨드랑 밑 극천(極泉)으로 간다.

밖으로 흐름

- ㅇ 겨드랑 밑 극천(極泉)으로 나와서 수궐음경 뒤로 팔 안쪽의 뒤 가장자리를 따라 가서
- ㅇ 손바닥 가장자리로 들어가 소부를 거쳐 새끼손가락의 소충(少衝)으로 나와
- ㅇ 수태양소장경과 이어진다.

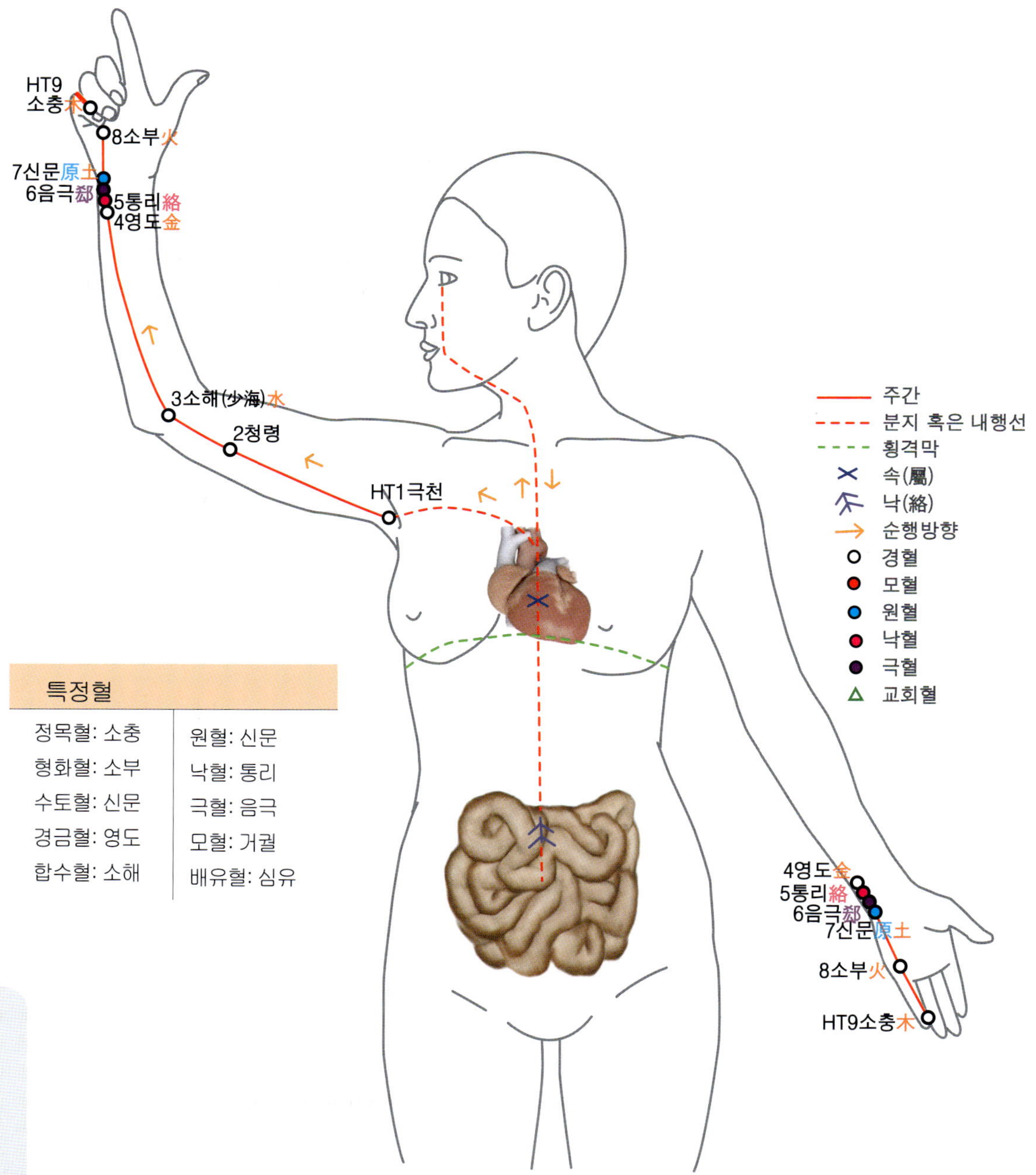

특정혈

정목혈: 소충	원혈: 신문
형화혈: 소부	낙혈: 통리
수토혈: 신문	극혈: 음극
경금혈: 영도	모혈: 거궐
합수혈: 소해	배유혈: 심유

주치

수소음심경 소속 경혈들은 주로 심장을 비롯한 순환기질환과 신경・정신질환 및 수소음심경이 지나는 팔안쪽 뒷기슭의 병, 흉부의 병을 다스리며, 혀와 입안의 병 등을 치료하는데 쓴다.

부위별 주치

극천~소충 : 흉심병(胸心病), 신지병(神志病), 발열병(發熱病), 팔의 경맥 순행부위 질환 등

수소음심경 HT(Heart Meridian)

좌우 각각 9혈 HT1 극천~HT9소충

HT 1. 극천
겨드랑이 한가운데, 맥이 뛰는 곳
2. 청령
극천과 소해 사이에서 소해 위 3촌, 윗팔 두머리힘살 안쪽 가장자리 아래 오목한 곳
3. 소해(少海 **합-수혈)**
팔꿈치 가로 금 안쪽 끝 약간 들어간 곳
4. 영도(경-금혈)
손 바닥쪽 손목 안쪽 가로금의 신문 위로 1.5촌, 척골쪽 힘줄 안쪽 밑의 오목한 곳
5. 통리(낙혈)
손 바닥쪽 손목 안쪽 가로금의 신문 위로 1촌, 척골쪽 힘줄 안쪽 밑의 오목한 곳
6. 음극(극혈)
손 바닥쪽 손목 안쪽 가로금의 신문 위로 0.5촌, 척골쪽 힘줄 안쪽 밑의 오목한 곳
7. 신문(원혈, 수-토혈) 손바닥 쪽 손목 가로금 끝,
척골 쪽 힘줄의 안쪽 밑에 있는 두 힘살 사이.
8. 소부(형-화혈)
넷째와 다섯째 손몸뼈 사이,
주먹을 쥐었을 때 새끼손가락 끝이 손바닥에 닿는 부위
HT 9. 소충(정-목혈)
다섯째손가락 안쪽 손톱뿌리 모서리 옆 0.1촌

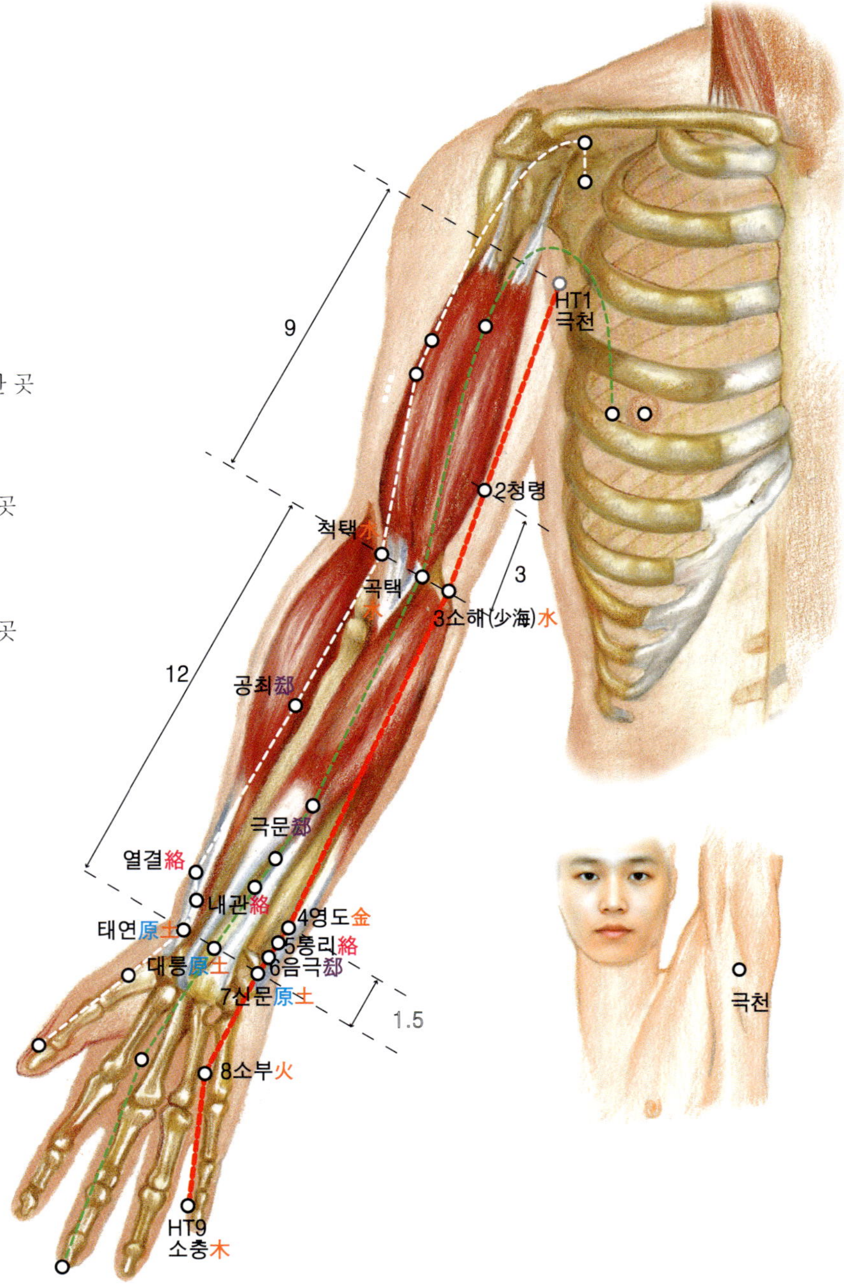

수태양소장경 SI(Small Intestine Meridian)

순행

밖으로 흐름

- 새끼손가락 바깥쪽 끝 소택(少澤)에서 시작하여
- 손 바깥쪽 가장자리를 따라 올라가 손목의 양로를 거친 후,
- 소장경의 낙혈인 지정을 지나고 팔꿈치 소해를 거쳐,
- 팔뚝 가장자리를 타고 흐른다.
- 팔 바깥쪽 위 어깨모서리를 거쳐 어깨부위를 두루 돌아 감싸고
- 제7경추 아래 대추(大椎)에서 만난 다음
- 앞으로 나와 쇄골 오목한 자리 결분으로 들어간다.

안으로 흐름

- 결분에서 체내로 들어가 심장에 낙(絡)하고
- 식도를 따라 내려가 횡격막을 지나 위(胃)에 이른 후
- 상완, 중완혈 깊은 곳에서 임맥과 만나고 소장에 속(屬)한다.
- 소장의 기(氣)는 아래로 내려가 소장의 하합혈인 무릎 아래 하거허까지 미친다.

갈라짐

- 한 갈래는 결분에서 다시 목 위로 올라
- 흉쇄유돌근(胸鎖乳突筋) 뒤로 해서 뺨을 지나 눈 바깥쪽을 거쳐 귓속으로 들어간다.
- 또 한 갈래는 턱에서 갈라져 코 뿌리를 거쳐
- 눈 안쪽 모서리 정명(睛明)에서 족태양방광경과 이어진다.

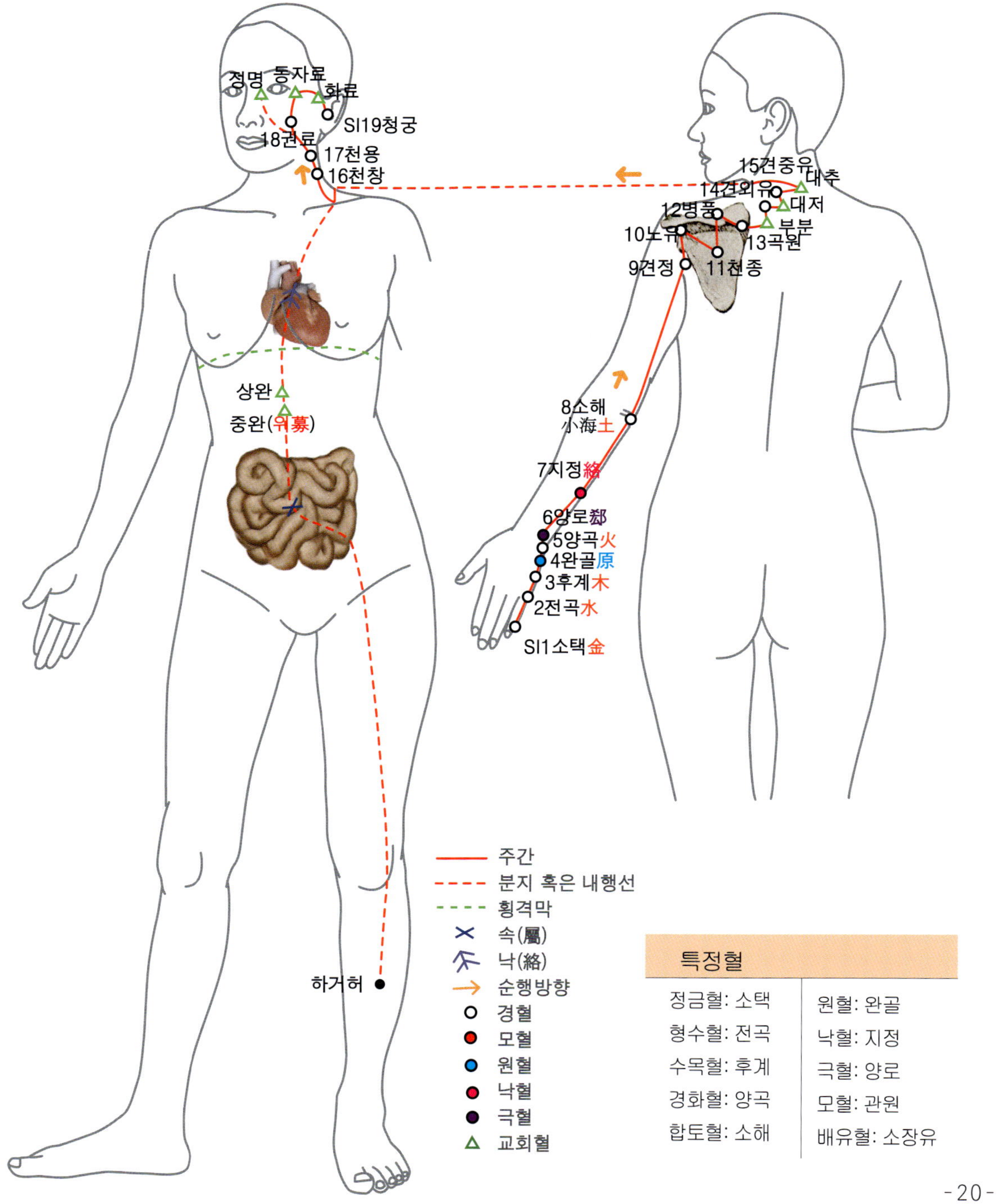

특정혈	
정금혈: 소택	원혈: 완골
형수혈: 전곡	낙혈: 지정
수목혈: 후계	극혈: 양로
경화혈: 양곡	모혈: 관원
합토혈: 소해	배유혈: 소장유

주치

수태양소장경의 경혈은 이 경맥 경과부위에 해당하는 뒷목과 뒷머리, 어깨 및 팔의 뒷기슭에 나타난 통증을 치료하는데 주로 쓰이며, 열병을 다스린다. 또한 눈병 귓병 등에도 쓰이고, 소장경맥이 지나는 부위의 병증을 치료하며, 일부 경혈들은 진액의 병, 특히 젖이 나지 않는데도 쓴다.

부위별 주치

소택~소해 : 두(頭) 항(項) 이(耳) 목(目) 비(鼻) 인후의 병증, 뇌(腦)의 병, 발열, 경락 경혈 해당 부위의 병증
견정~견중유 : 견갑의 병증
천창~천용 : 인후 및 귀의 병
권료~청궁 : 입과 치아와 귀의 병

수태양소장경 SI(Small Intestine Meridian)

좌우 각각 19혈 SI1 소택~SI19 청궁

SI19. 청궁 귀구슬에 가장 도드라진 곳 앞, 입을 벌리면 움푹해지는 곳

* 귀구슬 위쪽은 이문, 귀구슬 가운데는 청궁, 귀구슬 아래쪽은 청회

18. 권료 눈 바깥쪽 끝의 수직선과 코 아래 기슭 수평선 만나는 곳, 광대뼈 밑 오목한 곳

17. 천용 아래턱뼈 모서리와 흉쇄유돌근과의 중간점

16. 천창 후두융기의 수평선 높이로 흉쇄유돌근의 뒤쪽 가장자리

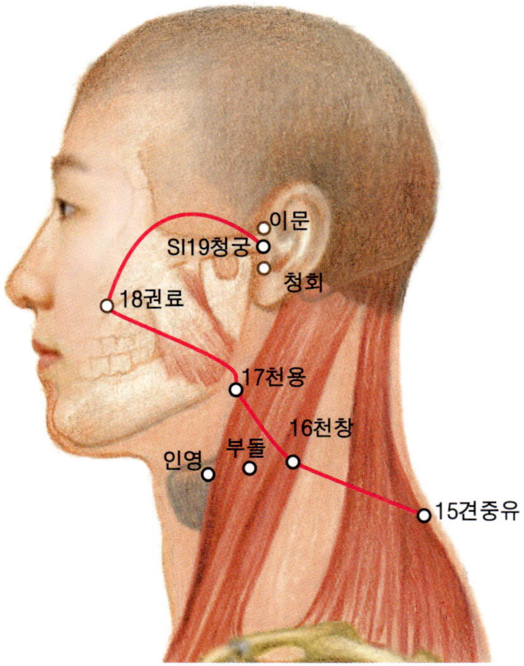

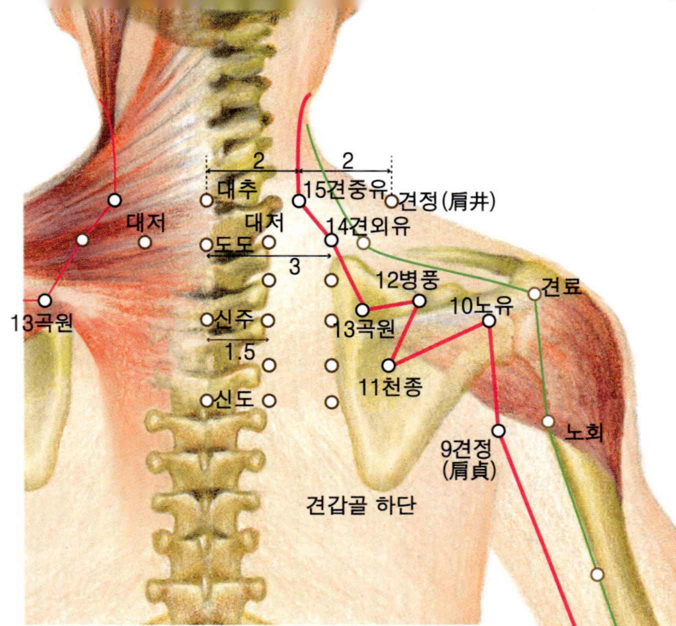

15. 견중유 대추 양옆 2촌,
견정(肩井)과 대추의 중간

14. 견외유 도도 양옆 3촌, 견갑골 위 안쪽

13. 곡원 견갑골 안쪽 모서리의
도드라진 뼈 바깥쪽 오목한 곳

12. 병풍 견갑극 위쪽 가장자리의 중간,
거골과 곡원의 중간

11. 천종 견갑골 아래쪽 모서리 수직선과
4번 흉추극돌기 수평선 만나는 곳,
누르면 몹시 저리거나 아픈 곳,

* 천종 노유 견정의 세 혈이 정삼각형

10. 노유 겨드랑이 뒤쪽 가로 금 끝을 따라 올라가
견갑극 밑에 닿은 곳의 오목한 곳

9. 견정(肩貞) 겨드랑이 뒤쪽 가로 금 끝 위로 1촌

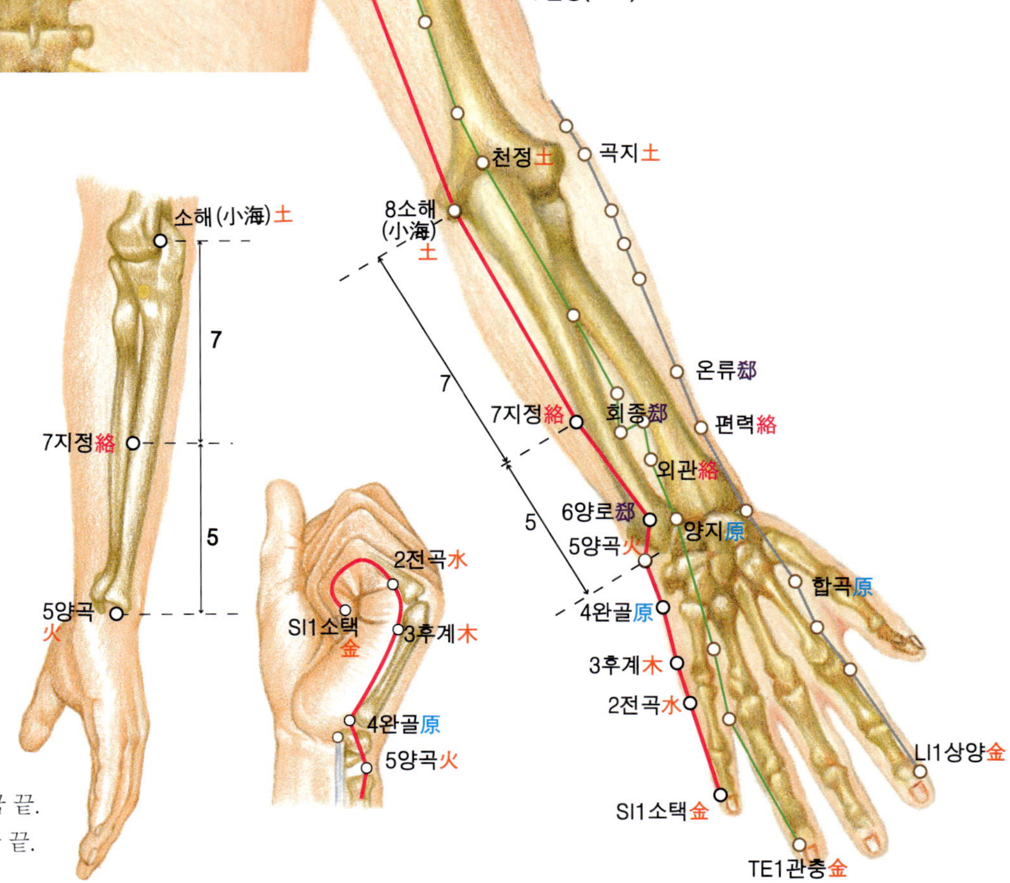

8. 소해(小海 합-토혈) 팔꿈치 끝과 척골의 안쪽 돋아오른 뼈의 사이, 신경이 건드려지면 손끝까지 저린 곳

7. 지정 양곡과 소해의 연결선에서 양곡에서 5촌. 손목의 양곡과 팔꿈치 소해의 중간보다 1촌 아래,

* 양곡에서 소해까지는 12촌

6. 양로(극혈) 척골 손등의 새끼손가락 쪽 손목의 돋아오른 뼈 안에 오목한 곳,
손바닥을 가슴으로 향하면 뼈 사이에 홈 생기고, 아래로 향하면 뼈가 튀어나오는 곳

5. 양곡 (경-화혈) 손목 바깥쪽 척골의 돋아오른 부분 아래, 손목쪽에 오목한 곳

4. 완골(원혈) 다섯째 손허리뼈[중수골]의 바닥과 손목 쪽 콩뼈의 사이, 손등과 손바닥의 경계

3. 후계 (수-목혈) 주먹을 쥐었을 때 새끼손가락 본절[중수지절관절] 뒤에서 손등과 손바닥 경계에 생기는 가로금 끝.

2. 전곡(형-수혈) 주먹을 쥐었을 때 새끼손가락 본절[중수지절관절] 앞에서 손등과 손바닥 경계에 생기는 가로금 끝.

SI1. 소택 (정-금혈) 다섯째손가락 손톱뿌리 바깥쪽 모서리 옆 0.1촌

족태양방광경 BL(Bladder Meridian)

순행

밖으로 흐름

- 눈 안쪽 모서리 정명에서 일어나 이마로 올라가, 독맥의 신정과 담경의 두임읍에서 만난 후,
- 정수리에 있는 독맥의 백회에서 다시 만나 양쪽으로 갈라진다.

갈라짐

- 한 갈래는 머리 정수리에서 나와 양쪽으로 갈라져 귀 윗부분 이상각(耳上角)으로 내려온다.

밖으로 흐름

- 큰 분지는 독맥의 뇌호 풍부에서 만나, 뒷머리의 천주에서 두 갈래로 나뉘어 내려간다.
- 한 갈래는 계속해서 독맥의 대추와 도도에서 만나 어깨뼈 안쪽을 따라 내려가,
- 등뼈의 양옆 1.5치로 나란히 내려간다.

안으로 흐름

- 계속 내려가다 신유 대장유를 거쳐,
- 몸 속으로 들어가 신(腎)에 낙(絡)하고, 방광에 속(屬)한다.

밖으로 흐름

- 다른 갈래는 허리에서 나와 척추를 따라 아래로 흐르다 엉덩이를 관통하여 승부를 지나서,
- 허벅지 뒤쪽을 지나 방광경의 하합혈인 오금 한가운데 위중으로 들어간다.
- 천주에서 갈라진 다른 한 줄기는 등뼈 양옆 3치 너비로 내려가다,
- 질변을 거쳐 엉치를 돌아 담경의 환도와 만난 후,
- 다리바깥쪽 뒷기슭을 지나, 오금의 위중에서 앞의 갈래와 만나고,
- 계속 종아리로 내려가 방광경의 낙혈인 비양을 지난다.
- 바깥 복사뼈로 나와서 곤륜을 거쳐, 발 바깥 가장자리 경골을 지나,
- 새끼발가락 끝 지음으로 나와 족소음신경과 이어진다.

주치

방광경은 허리와 등을 위주로 치료한다. 족태양방광경의 머리 부위 경혈은 주로 눈 코 귀 머리의 병을 치료하고, 척추 양쪽에 있는 경혈들은 내장 장기의 병증을 치료하는데 쓴다. 이 경맥의 제1선에 있는 배유혈은 직접 연계되어 있는 장부의 병과 해당 장부와 밀접한 다른 신체기관의 병도 치료한다. 간은 눈, 신은 귀, 심은 혀, 비는 입, 폐는 코 및 피부와 연계되어 있기 때문에 방광경의 배유혈은 각각 이러한 기관들의 병을 치료하는데도 쓴다. 특히 경맥의 순행부위에 생긴 통증 마비 경련 등에 효과가 있다.

부위별 주치

정명~천주 : 두(頭) 항(項) 안(眼) 비(鼻) 뇌(腦)의 질환

대저~격유 : 가슴과 심폐의 질환 위주, 위장병

간유~삼초유 : 위장질환, 간담질환 위주

신유~회양 : 장(腸) 및 생식(生殖) 비뇨(泌尿)전음과 후음의 병

승부~위중 : 허리 둔부 장(腸) 치질 및 하지 부위의 병

부분~격관 : 흉부와 폐 질환

혼문~황문 : 위장질환

지실~질변 : 생식(生殖) 대소변 질환

합양~지음 : 두항(頭項) 눈과 코 등허리[背腰] 뇌의 질환과 발열 및 하지 뒤쪽 질환, 수치질

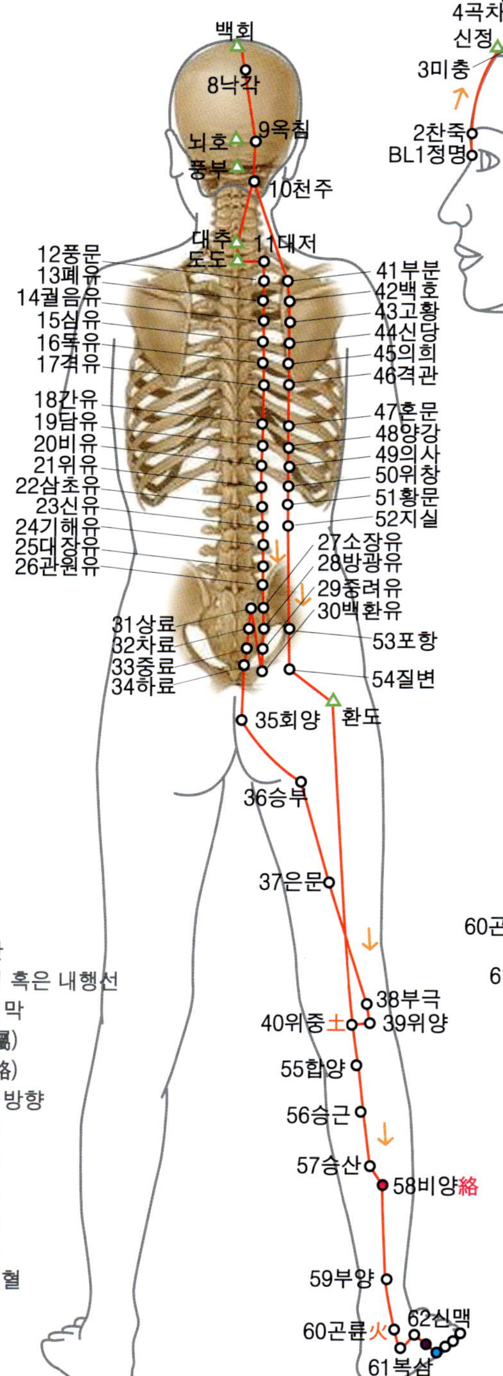

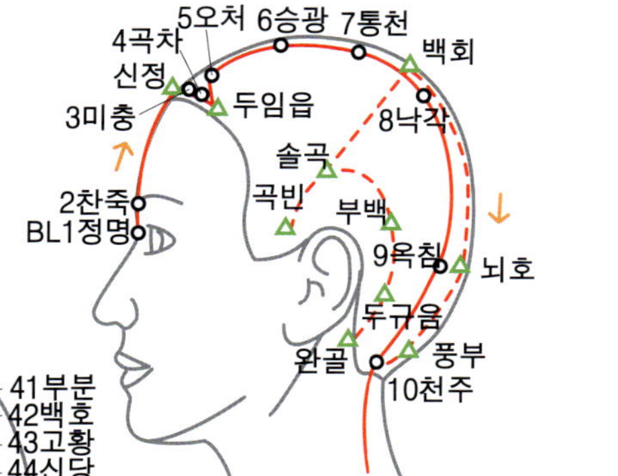

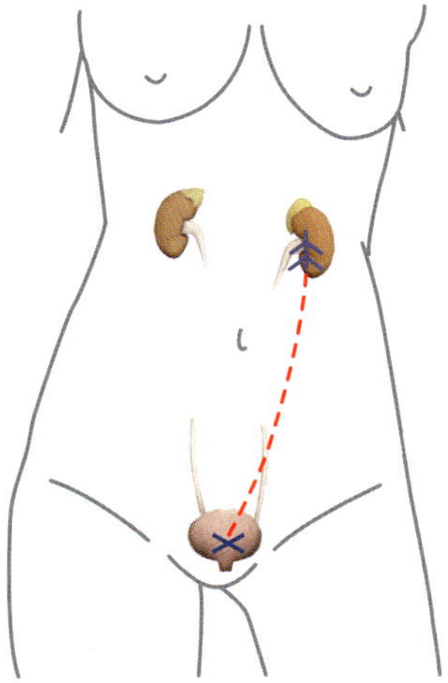

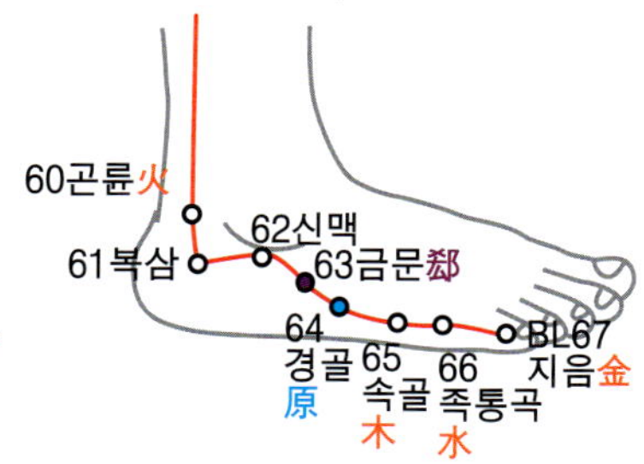

- ── 주간
- - - - 분지 혹은 내행선
- - - - 횡격막
- × 속(屬)
- 낙(絡)
- → 순행방향
- ○ 경혈
- ● 모혈
- ● 원혈
- ● 낙혈
- ● 극혈
- △ 교회혈

특정혈	
정금혈: 지음	원혈: 경골
형수혈: 족통곡	낙혈: 비양
수목혈: 속골	극혈: 금문
경화혈: 곤륜	모혈: 중극
합토혈: 위중	배유혈: 방광유

족태양방광경(Bladder Meridian)

좌우 각각 67혈 BL1정명~BL67지음

BL1. 정명 눈 안쪽 끝 모서리와 그 안쪽 뼈의 중간
2. 찬죽 눈썹의 안쪽 끝, 오목하게 만져지는 곳
3. 미충 찬죽 수직선 위 앞머리칼 경계에서 0.5촌 들어간 곳, 신정과 곡차의 중간
4. 곡차 신정 양옆 1.5촌, 눈 안쪽 끝 모서리 수직선 위, 앞머리칼 경계에서 0.5촌
5. 오처 곡차 위로 0.5촌(상성 양옆 1.5촌)

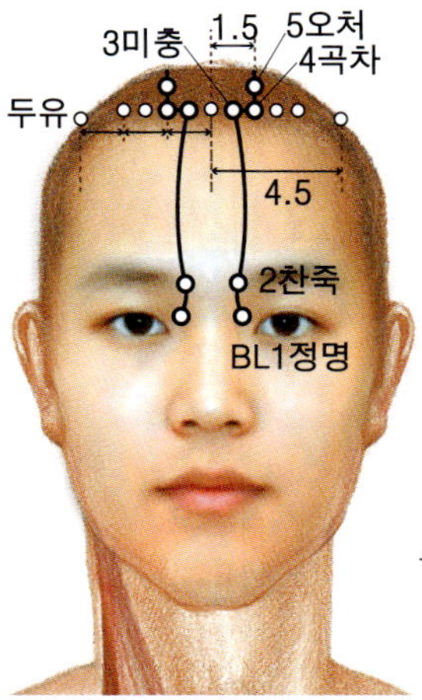

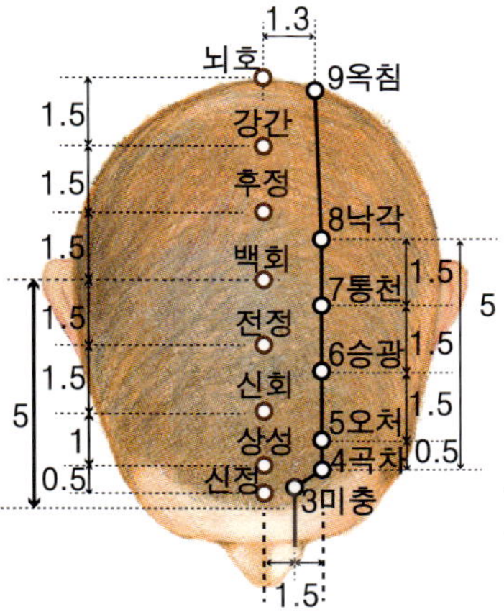

6. 승광 오처 뒤로 1.5촌(신회 양옆 1.5촌에서 뒤로 0.5촌)
7. 통천 승광 뒤로 1.5촌(전정 양옆 1.5촌에서 뒤로 0.5촌)
8. 낙각 통천 뒤로 1.5촌(백회 양옆 1.5촌에서 뒤로 0.5촌)
9. 옥침 뇌호 양옆 1.3촌, 침골의 바깥 기슭
10. 천주 아문 양옆 1.3촌, 승모근 바깥쪽 가장자리

11. 대저 제1흉추극돌기 아래 양옆 1.5촌
12. 풍문 제2흉추극돌기 아래 양옆 1.5촌
13. 폐유 제3흉추극돌기 아래 양옆 1.5촌
14. 궐음유 제4흉추극돌기 아래 양옆 1.5촌
15. 심유 제5흉추극돌기 아래 양옆 1.5촌
16. 독유 제6흉추극돌기 아래 양옆 1.5촌
17. 격유 제7흉추극돌기 아래 양옆 1.5촌
18. 간유 제9흉추극돌기 아래 양옆 1.5촌
19. 담유 제10흉추극돌기 아래 양옆 1.5촌
20. 비유 제11흉추극돌기 아래 양옆 1.5촌
21. 위유 제12흉추극돌기 아래 양옆 1.5촌
22. 삼초유 제1요추극돌기 아래 양옆 1.5촌
23. 신유 제2요추극돌기 아래 양옆 1.5촌
24. 기해유 제3요추극돌기 아래 양옆 1.5촌
25. 대장유 제4요추극돌기 아래 양옆 1.5촌
26. 관원유 제5요추극돌기 아래 양옆 1.5촌
27. 소장유 제1선골 아래 양옆 1.5촌
28. 방광유 제2선골 아래 양옆 1.5촌
29. 중려유 제3선골 아래 양옆 1.5촌
30. 백환유 제4선골 아래 양옆 1.5촌
31. 상료 제1선골 구멍, 제1선골 아래 양옆 1촌
32. 차료 제2선골 구멍, 제2선골 아래 양옆 0.9촌
33. 중료 제3선골 구멍, 제3선골 아래 양옆 0.8촌
34. 하료 제4선골 구멍, 제4선골 아래 양옆 0.7촌

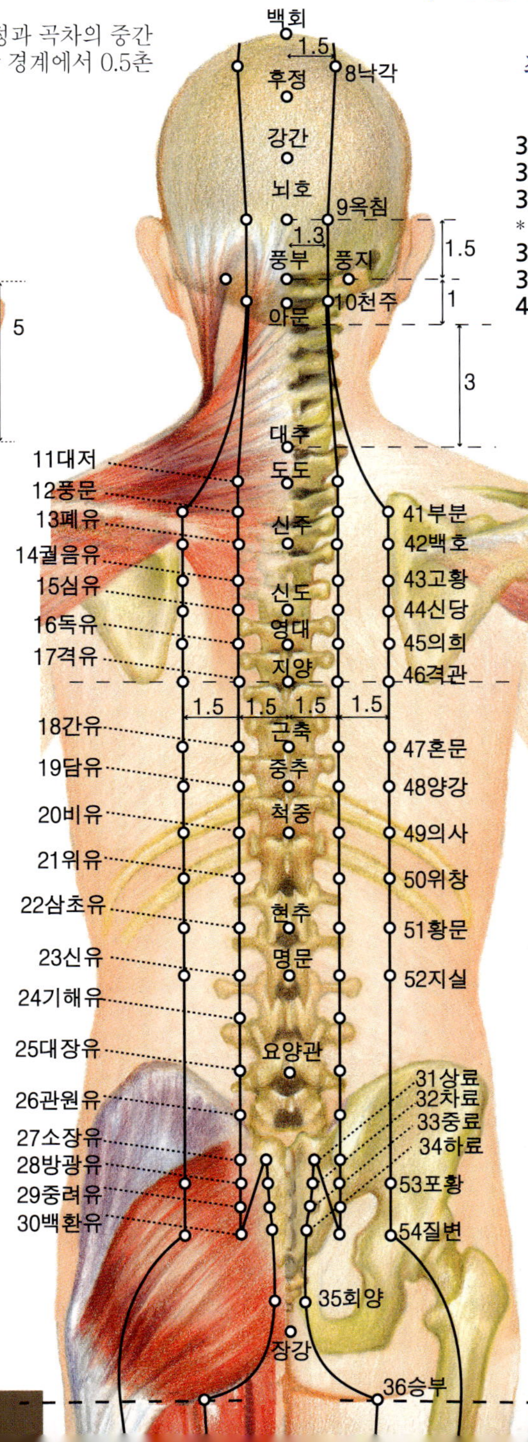

35. 회양 엉덩뼈와 꼬리뼈 붙는 곳에서 양옆 0.5촌
36. 승부 엉덩이 아래 가로 금 중앙
37. 은문 승부에서 6촌, 두 힘살 사이
* 승부와 위중 사이는 14촌
38. 부극 위양 위로 1촌
39. 위양 오금 가로금 바깥 대퇴이두근 안쪽
40. 위중(합-토혈) 오금의 가로 금 중앙

41. 부분 제2흉추극돌기 아래 양옆 3촌
42. 백호 제3흉추극돌기 아래 양옆 3촌
43. 고황 제4흉추극돌기 아래 양옆 3촌
44. 신당 제5흉추극돌기 아래 양옆 3촌
45. 의희 제6흉추극돌기 아래 양옆 3촌
46. 격관 제7흉추극돌기 아래 양옆 3촌
47. 혼문 제9흉추극돌기 아래 양옆 3촌
48. 양강 제10흉추극돌기 아래 양옆 3촌
49. 의사 제11흉추극돌기 아래 양옆 3촌
50. 위창 제12흉추극돌기 아래 양옆 3촌
51. 황문 제1요추극돌기 아래 양옆 3촌
52. 지실 제2요추극돌기 아래 양옆 3촌
53. 포황 제2선골 아래 양옆 3촌
54. 질변 제4선골 아래 양옆 3촌

55. 합양 위중 아래 2촌
56. 승근 위중 아래 5촌, 비복근 중앙
합양 아래 3촌, 승산 위 3촌,
57. 승산 비복근 아래 끝 人자형으로 골진 곳
58. 비양(낙혈) 비복근 바깥쪽 아래 끝, 곤륜 위 7촌,
승산 바깥쪽 아래로 1촌
59. 부양(양교맥의 극혈) 곤륜 위로 3촌,
현종(담경) 바깥쪽

60. 곤륜 (경-화혈) 발 바깥 복사뼈와 아킬레스건의 중간
61. 복삼 곤륜과 발바닥면 사이의 중간,
발뒤꿈치뼈 윗기슭 조금 오목한 곳, 곤륜 아래 1.5촌
62. 신맥 발 바깥쪽 복사뼈 아래 가장자리 밑
63. 금문(극혈) 신맥과 경골 사이의 중간, 뼈 아래 오목한 곳
64. 경골 (원혈) 발 바깥 다섯째 발몸뼈 뒷 오목한 곳,
발등과 발바닥 경계
65. 속골(수-목혈) 다섯째 발몸뼈 앞머리 뒤 오목한 곳,
다섯째발가락 본절 뒤로 넘어 오목한 곳
66. 족통곡(형-수혈) 다섯째발가락 본절 앞 오목한 곳
BL67. 지음(정-금혈)
다섯째발가락 발톱뿌리 바깥 모서리 옆 0.1촌

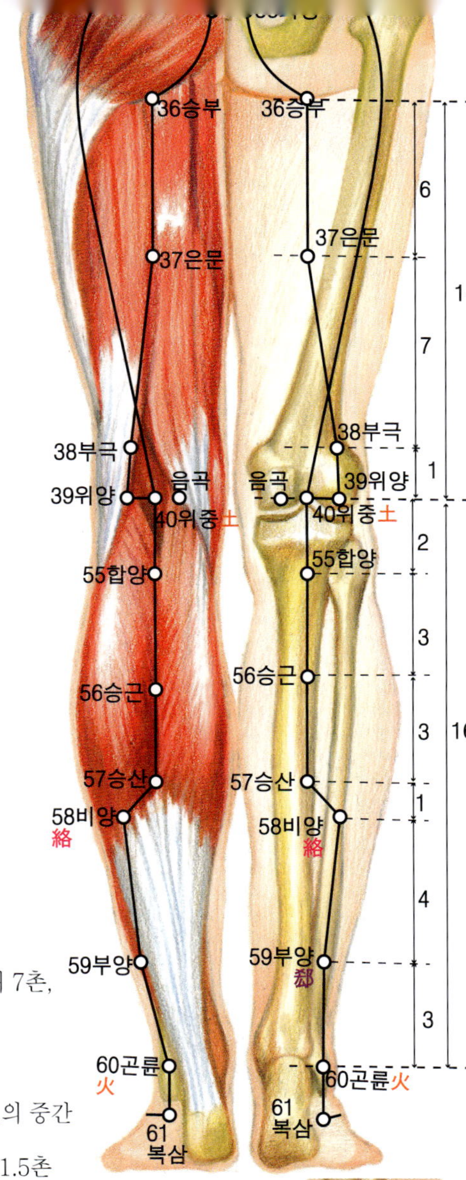

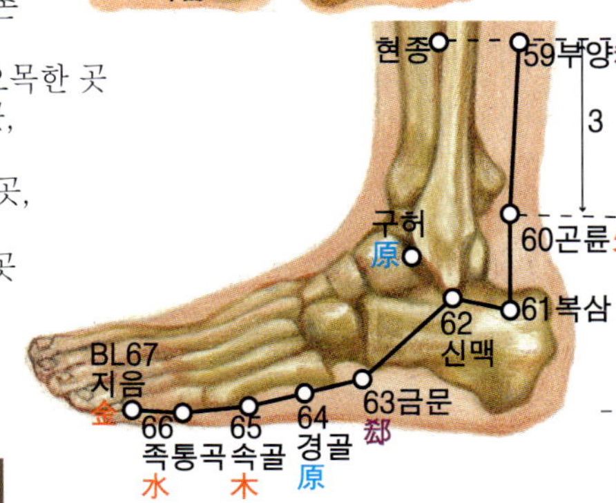

족소음신경 KI(Kidney Meridian)

순행

밖으로 흐름

- ○ 새끼발가락 아래서 일어나 발바닥 한가운데로 비스듬히 흘러
- ○ 발바닥 가운데 용천을 지나 연곡에 이르고,
- ○ 안쪽 복사뼈 뒤 태계를 지나, 낙혈인 대종으로 돌아나온다.
- ○ 위로 올라 족태음비경의 삼음교에서 교회하고, 종아리 안쪽 기슭을 따라
- ○ 오금부위 음곡(陰谷)에 이른 다음, 넓적다리로 올라간다.
- ○ 꼬리뼈 아래 독맥의 장강(長强)에 이르러 몸 속으로 들어간다.

안으로 흐름

- ○ 장강에서 등뼈 속으로 들어가 신(腎)에 속(屬)하고, 방광에 낙(絡)한 후,
- ○ 임맥의 관원과 중극에서 교회한다.

밖으로 흐름

- ○ 한 갈래는 넓적다리 안쪽의 끝에서 나와
- ○ 배꼽을 끼고 가슴을 따라 올라 쇄골 바로 밑의 유부(俞府)에 도달한다.

안으로 흐름

- ○ 직통하는 경맥은 신(腎)에서 간(肝)과 횡격막을 거쳐 올라가,
- ○ 폐로 들어가고, 후두를 타고 올라가 혀에 분포된다.

갈라짐

- ○ 폐에서 갈라져 나온 지맥은 심장을 감싸 가슴 한가운데로 흘러
- ○ 수궐음심포경으로 이어진다.

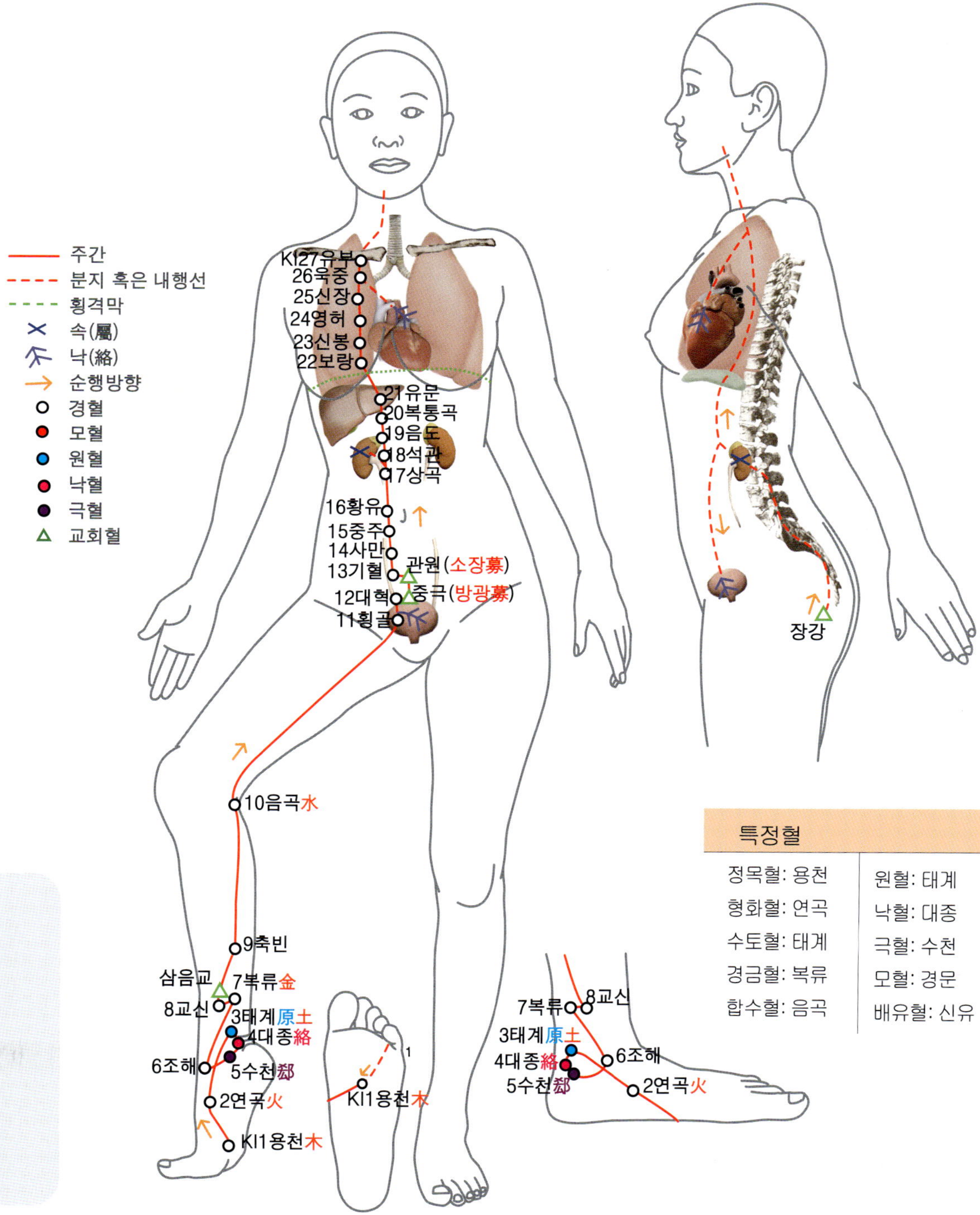

특정혈

정목혈: 용천	원혈: 태계
형화혈: 연곡	낙혈: 대종
수토혈: 태계	극혈: 수천
경금혈: 복류	모혈: 경문
합수혈: 음곡	배유혈: 신유

주치

족소음신경은 임신과 비뇨생식기질환에 효능이 있고, 또 위와 장 및 인후부를 치료한다. 특히 콩팥·방광의 병과 신음이 허한 증후와 경맥의 연계 부위인 폐의 병, 기관지와 인후의 병, 심장의 병, 다리의 안쪽 뒷기슭의 통증, 요통 등에 쓴다.

부위별 주치

용천~조해 : 생식 비뇨 신장질환 주치, 장(腸)의 병 및 폐의 병
복류~음곡 : 신장(腎臟), 생식 비뇨 장(腸)의 질환 및 종아리 안쪽 기슭의 병
횡골~중주 : 생식 비뇨 및 장 질환
황유~유문 : 위장 질환
보랑~유부 : 가슴 폐 질환, 식도 질환

족소음신경 KI(Kidney Meridian)

좌우 각각 27혈 KI1용천~KI27유부

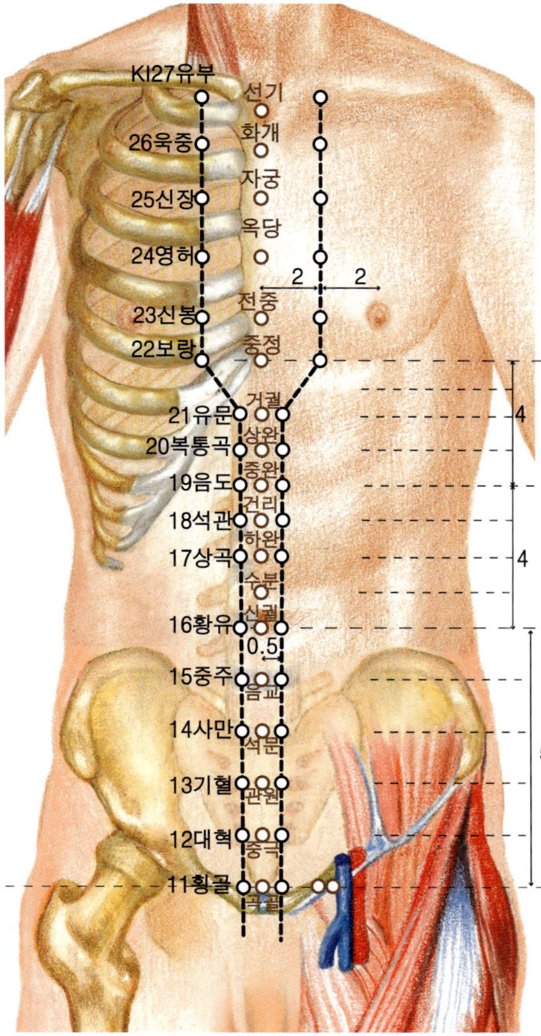

KI27. 유부 선기 양옆 2촌, 쇄골 밑
* 가슴 정중선과 유두 사이는 4촌
26. 욱중 화개 양옆 2촌, 제1늑골 아래
25. 신장 자궁 양옆 2촌, 제2늑골 아래
24. 영허 옥당 양옆 2촌, 제3늑골 아래
23. 신봉 전중 양옆 2촌, 제4늑골 아래
22. 보랑 중정 양옆 2촌, 제5늑골 아래
21. 유문 거궐 양옆 0.5촌, 중완 위로 2촌 양옆 0.5촌
* 가슴 한가운데 선과 유두 사이는 4촌
20. 복통곡 상완 양옆 0.5촌, 중완 위로 1촌 양옆 0.5촌
19. 음도 중완 양옆 0.5촌
18. 석관 건리 양옆 0.5촌, 중완 아래 1촌 양옆 0.5촌
17. 상곡 하완 양옆 0.5촌, 중완 아래 2촌 양옆 0.5촌

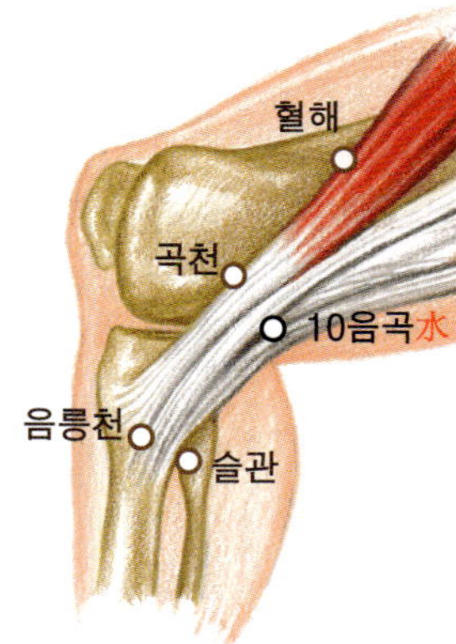

16. 황유 신궐 양옆 0.5촌
15. 중주 음교 양옆 0.5촌, 황유 아래 1촌
14. 사만 석문 양옆 0.5촌, 황유 아래 2촌
13. 기혈 관원 양옆 0.5촌, 황유 아래 3촌
12. 대혁 중극 양옆 0.5촌, 황유 아래 4촌
11. 횡골 곡골 양옆 0.5촌, 황유 아래 5촌

10. 음곡(합-수혈) 무릎을 직각으로 구부리고 힘주면 오금의 안쪽 가로 금 위에 나타나는 딱딱한 두 힘줄 사이 오목한 곳.
9. 축빈(음유맥의 극혈) 아킬레스건, 비장근, 가재미근 사이의 오목한 곳, 태계 위로 5촌
* 태계와 음곡 사이는 15촌
8. 교신(음교맥의 극혈) 발 안쪽 복사뼈와 삼음교 사이의 2/3 위(태계 위로 2촌), 아킬레스건 앞쪽 끝과 정강이뼈 뒤쪽 끝 사이의 중간
7. 복류(경-금혈) 발 안쪽 복사뼈와 삼음교 사이의 2/3 위(태계 위로 2촌), 아킬레스건 앞쪽 끝
6. 조해 발 안쪽 복사뼈 아래 기슭 오목한 곳
5. 수천(극혈) 태계 아래 1촌, 발뒤축뼈 위
* 태계와 발바닥면 사이는 3촌
4. 대종(낙혈) 태계 아래 0.5촌, 아킬레스건 앞 기슭
3. 태계(원혈, 수-토혈) 발 안쪽 복사뼈 가장 높은 끝 수평선 위, 복사뼈 뒷 기슭과 아킬레스건 앞 기슭의 중간
2. 연곡(형-화혈) 발 안쪽 복사뼈 앞쪽 아래에 돋아오른 주상골 밑 오목한 곳
KI1. 용천(정-목혈) 발가락을 뺀 발바닥 길이의 앞쪽 1/3부위의 중심 오목한 곳, 둘째와 셋째 발몸뼈 사이

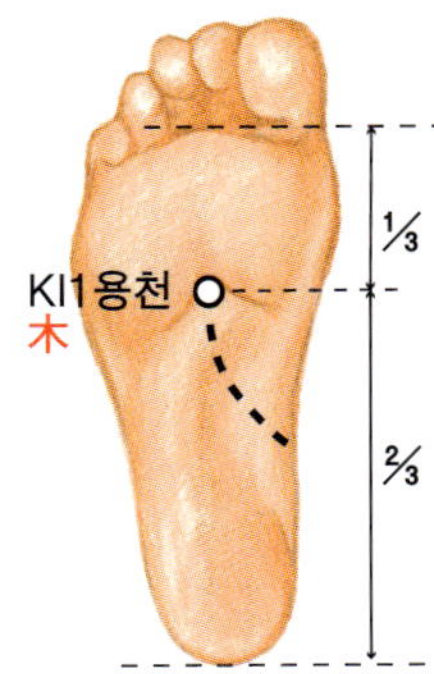

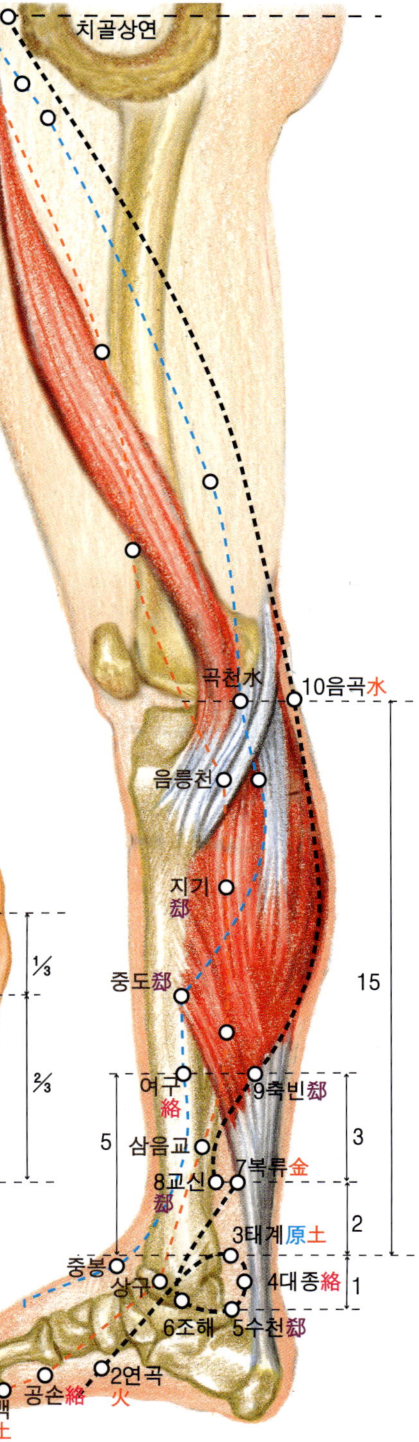

궐음경과 소양경의 순행

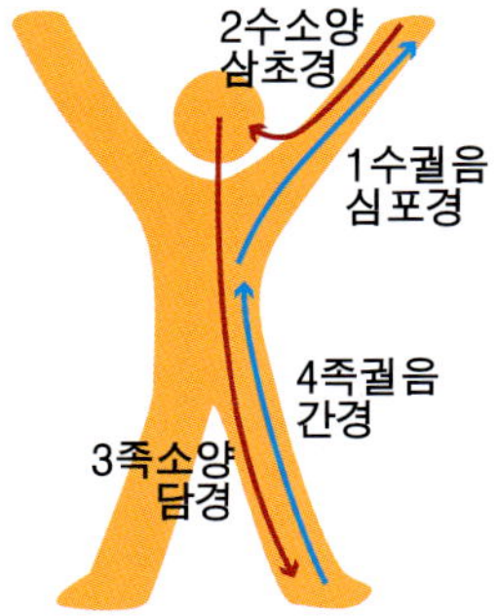

수궐음심포경 PC(Pericardium Meridian)

순행

안으로 흐름

- 심장부위에서 시작하여 심포(心包)에 속(屬)하고, 횡격막을 지나 내려오면서,
- 상초 중초 하초까지 삼초에 두루 낙(絡)한다.

갈라짐

- 심포에서 갈라진 한 지맥은 가슴에 넓게 퍼져
- 겨드랑이 아래 3촌 천지로 이어진다.

밖으로 흐름

- 천지에서 체표로 나와 겨드랑이를 거쳐
- 팔 안쪽 중앙을 따라 수태음폐경과 수소음심경 두 경맥 사이로 내려온다.
- 팔꿈치 안쪽 주름 중앙에 있는 곡택을 지나서,
- 극문을 거쳐 심포경의 낙혈인 내관을 들러, 손목 중앙의 대릉에 도달하고,
- 손바닥의 노궁에 들어가서 가운데 손가락 끝 중충에 이른다.

갈라짐

- 그 중 하나의 지맥은 손바닥 노궁에서 갈라져
- 넷째손가락 끝 관충으로 가서 수소양삼초경과 만난다.

주치

수궐음심포경은 심장과 위의 질환을 주로 다스린다.
이 경맥의 경혈들은 흉부의 병과 발열성 질환, 정신질환,
팔 안쪽 중간의 병을 치료하는데 쓴다.

부위별 주치

천지~천천 : 가슴 옆구리 겨드랑이의 병과 심(心) 질환
곡택~중충 : 가슴과 심(心) 위(胃)의 병, 신지(神志)의 병, 발열, 경락 경혈 해당 부위의 병증.

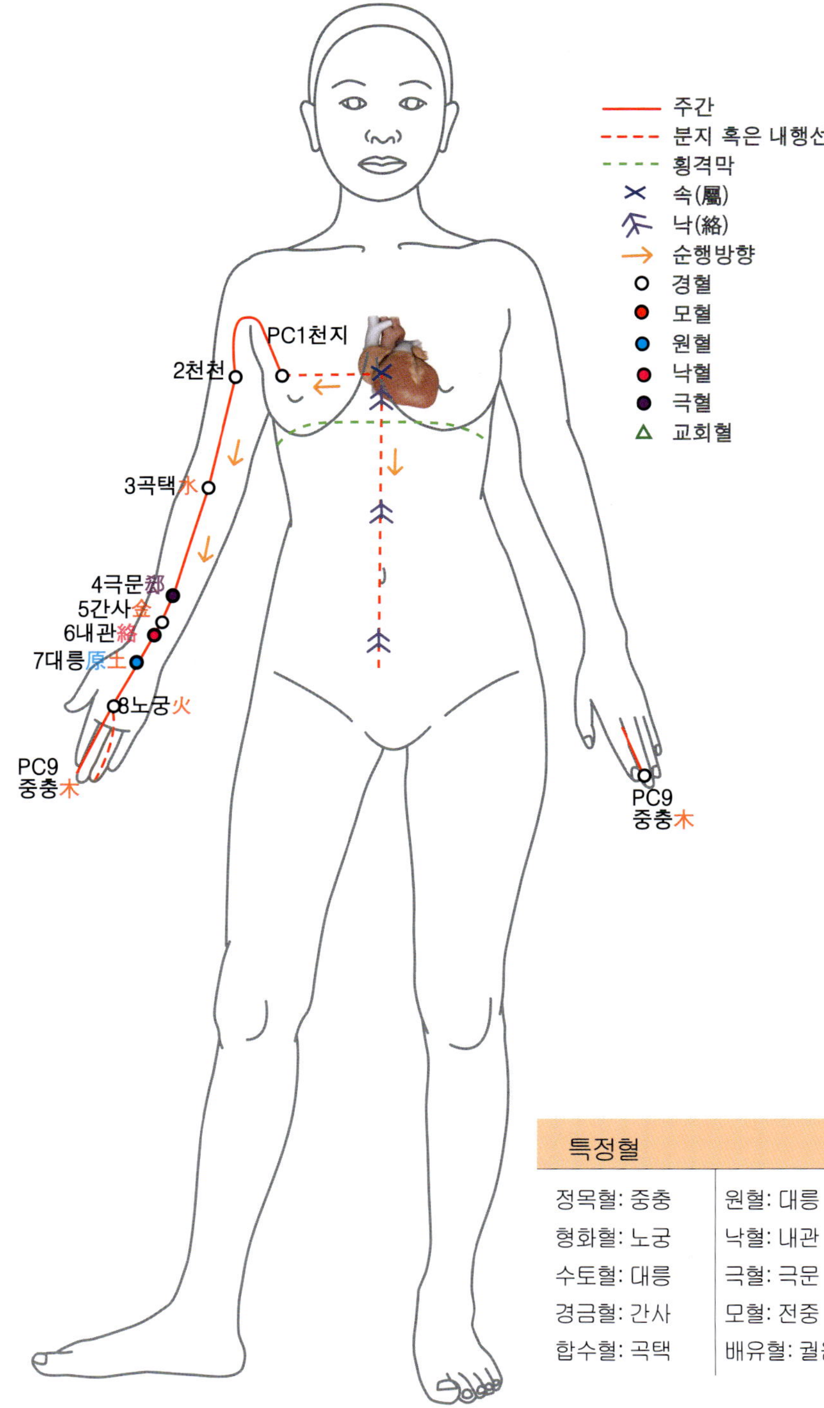

특정혈	
정목혈: 중충	원혈: 대릉
형화혈: 노궁	낙혈: 내관
수토혈: 대릉	극혈: 극문
경금혈: 간사	모혈: 전중
합수혈: 곡택	배유혈: 궐음유

수궐음심포경 PC(Pericardium Meridian)

좌우 각각 9혈 PC1천지~PC9중충

PC1. 천지 유두 바깥쪽 1촌, 제 4늑골 아래

2. 천천 겨드랑이 앞 가로 금[액와횡문] 아래 2촌, 윗팔 이두박근 두 힘살 사이 오목한 곳

* 겨드랑이 앞 가로 금과 곡택 사이는 9촌

3. 곡택(합-수혈) 팔꿈치를 구부렸을 때 나타나는 힘줄의 안쪽 오목한 곳,
팔꿈치 가로 금 위 안쪽(바깥쪽은 척택)

4. 극문(극혈) 손목 가로금에서 위로 5촌, 대릉 위로 5촌.
손뿌리굽힘살(수근굴근)과 긴손바닥힘살(장장근) 사이,

* 곡택과 대릉 사이는 12촌

5. 간사(경-금혈) 손목 가로금 위 3촌, 대릉 위 3촌 두 힘줄 사이

6. 내관(낙혈) 손목 가로금 위 2촌, 대릉 위 2촌 두 힘줄 사이

7. 대릉(원혈, 수-토혈) 손바닥 쪽의 손목에 있는 가로금 위의 중앙에 있는 두 힘줄 사이의 홈.
태연과 신문의 중간.

8. 노궁(형-화혈) 주먹을 쥐면 셋째 손가락 끝이 손바닥에 닿는 부위.
둘째 손허리뼈[중수골]와 셋째 손허리뼈 사이(혹은 셋째 손허리뼈와 넷째 손허리뼈 사이)

PC9. 중충(정-목혈) 셋째손가락 손톱뿌리 안쪽 모서리 옆 0.1촌(혹은 세째 손가락 끝 손톱 앞 0.1촌)

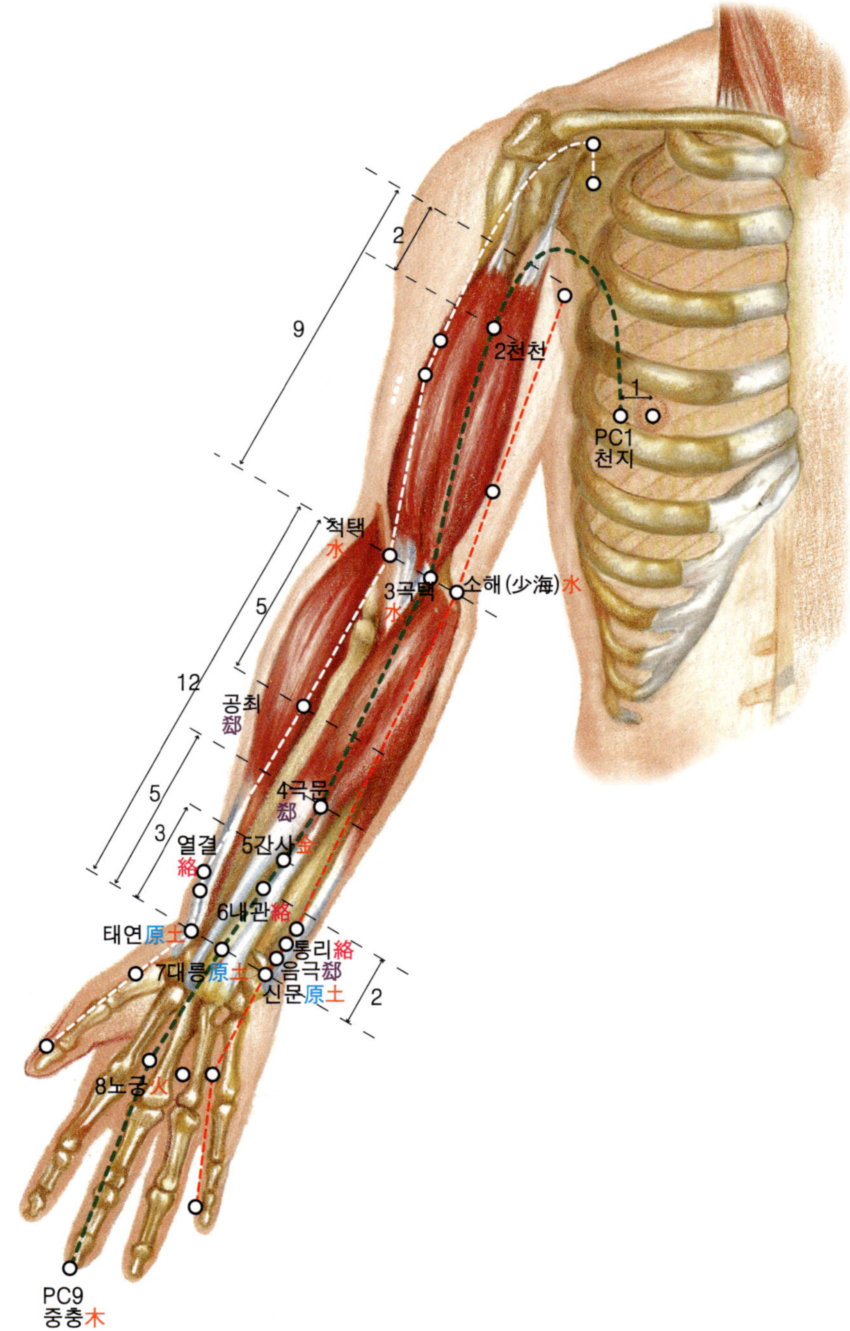

수소양삼초경 TE(Triple Energizer Meridian)

순행

밖으로 흐름

- ○ 넷째손가락 끝 관충에서 시작하여
- ○ 새끼손가락과 무명지 사이 액문으로 나와, 손등의 중저를 지난다.
- ○ 손목에 있는 양지를 지나 외관을 거쳐
- ○ 두 뼈 사이로 나와 지구 회종 삼양락 사독을 지난다.
- ○ 팔꿈치 위의 천정을 지나, 윗팔 바깥쪽을 따라 올라,
- ○ 어깨 모서리의 견료에 다다르고, 소장경의 병풍에 이른다.
- ○ 천료를 지나서 족소양담경의 견정과 만나고 다시 독맥의 대추에서 교회한 후,
- ○ 족양명위경의 결분으로 들어간다.

안으로 흐름

- ○ 결분에서 임맥의 전중으로 가서
- ○ 심포에 낙(絡)하고, 횡격막을 지나서 중초, 하초에까지 두루 삼초에 속(屬)하고,
- ○ 삼초의 하합혈인 위양까지 그 기(氣)가 미친다.

갈라짐

- ○ 한 지맥은 임맥 전중에서 갈라져 올라가고, 결분으로 다시 나와 목으로 간다.
- ○ 목의 천유를 지나 귀 뒤의 예풍에서 귓바퀴 뒤를 끼고 올라간다.
- ○ 귀 꼭대기[耳尖 이첨]의 각손에 이르러 아래로 내려오고,
- ○ 한 갈래는 족소양담경의 함염, 현리를 지나, 수태양소장경의 권료에 닿는다.
- ○ 또 한 지맥은 예풍에서 귓속으로 들어갔다 귀 앞 청궁으로 다시 나와
- ○ 현리에서 내려오는 족소양담경과 빰에서 만나, 이어 상관과 교회하고,
- ○ 눈꼬리 부위에 있는 동자료에서 족소양담경과 연결된다.

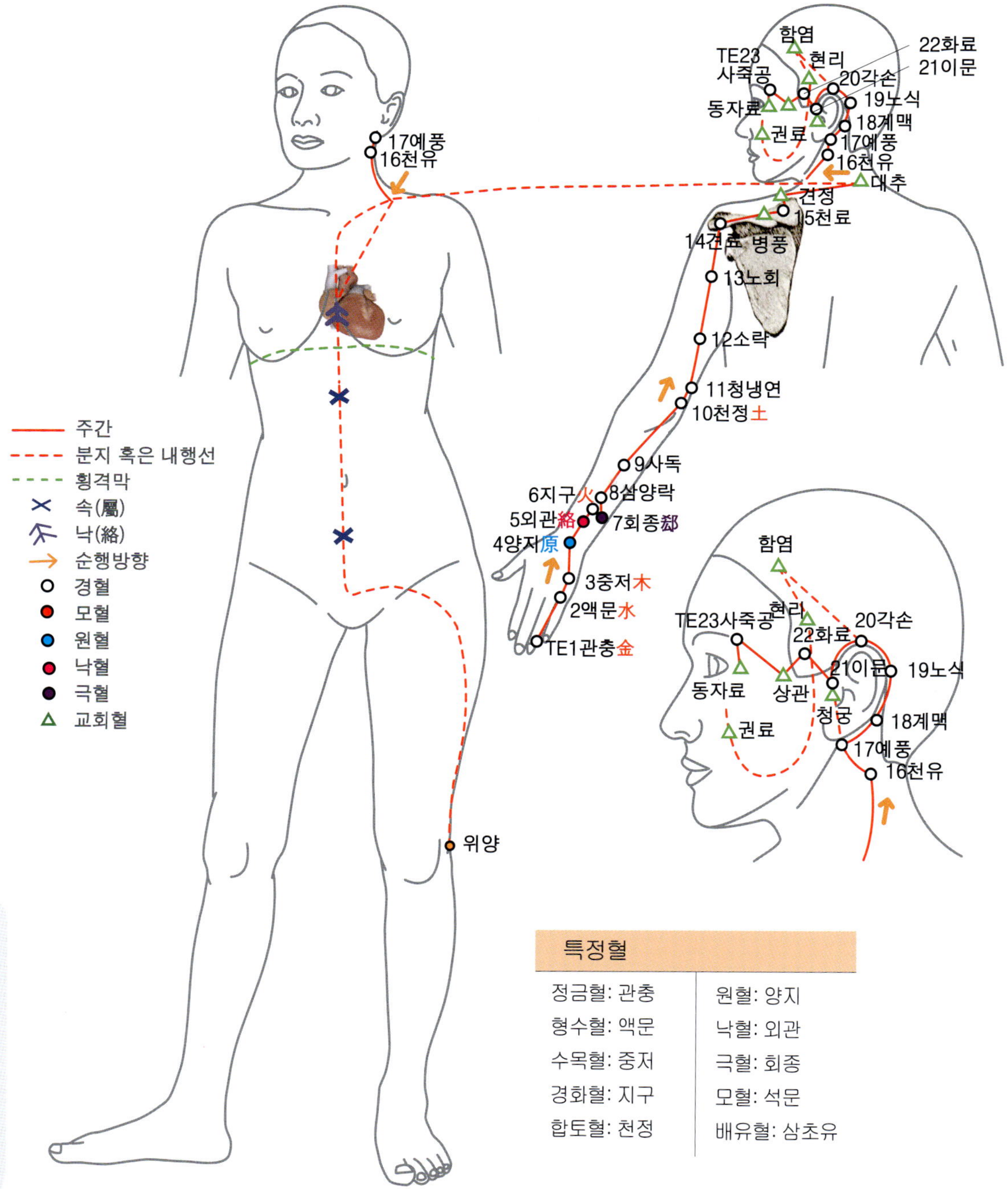

주치

수소양삼초경의 경혈은 주로 귀의 여러 질환과 눈・인후・가슴과 옆구리의 병, 옆머리통증을 치료한다.
또 팔 바깥쪽 중간의 통증 및 운동기능장애와 열병을 다스린다.

부위별 주치

관충~천정 : 귀 질환, 머리 눈 후(喉)의 질환, 발열 및 팔 해당부위 병증
청냉연~천료 : 어깨와 팔의 해당부위 질환
천유~사죽공 : 귀 부위 질환, 눈의 질환, 옆머리 질환

특정혈	
정금혈: 관충	원혈: 양지
형수혈: 액문	낙혈: 외관
수목혈: 중저	극혈: 회종
경화혈: 지구	모혈: 석문
합토혈: 천정	배유혈: 삼초유

수소양삼초경 TE(Triple Energizer Meridian)

좌우 각각 23혈 TE1 관충~ TE23 사죽공

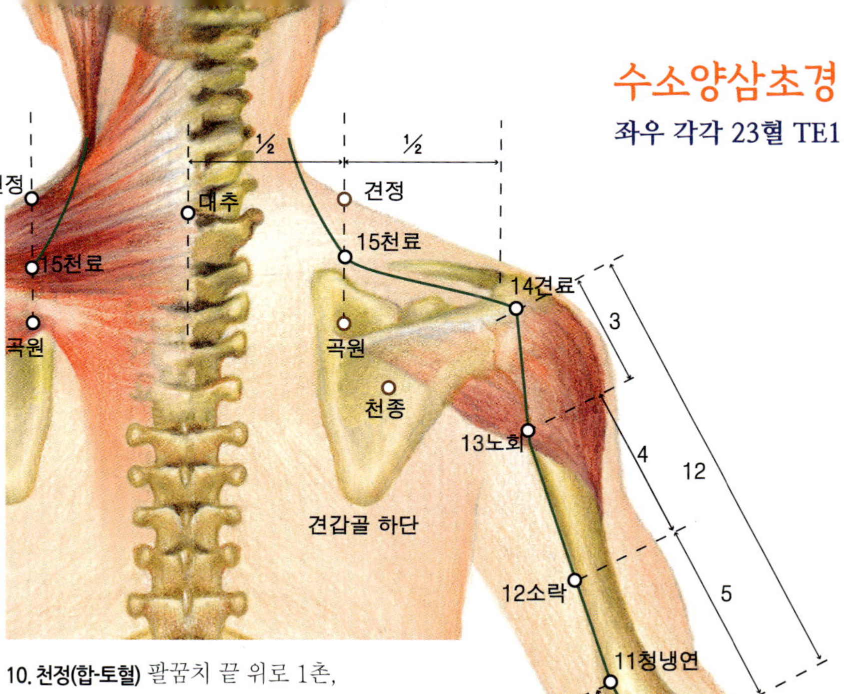

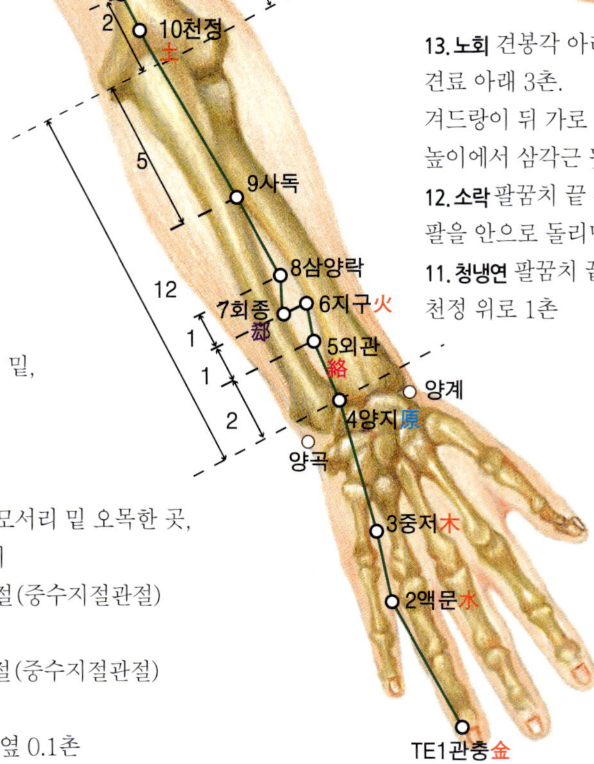

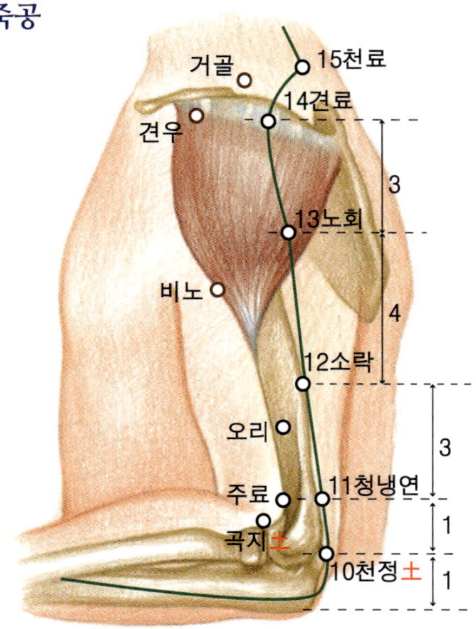

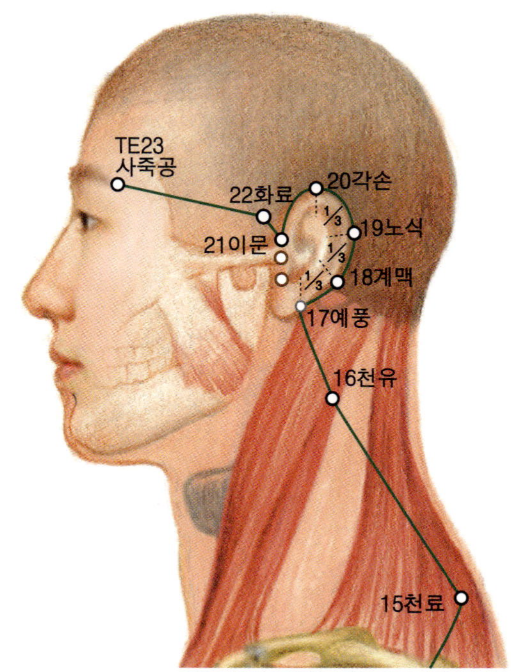

10. 천정(합-토혈) 팔꿈치 끝 위로 1촌,
두 힘살 사이 오목한 곳

9. 사독 팔꿈치 끝 아래로 5촌,
두 개의 아래팔뼈 사이 오목한 곳
* 양지와 팔꿈치 끝 사이는 12촌

8. 삼양락 양지 위로 4촌,
양지와 팔꿈치 끝 사이의 1/3 지점,
두 개의 아래팔뼈 사이 오목한 곳

7. 회종(극혈) 양지 위로 3촌, 척골 안쪽 기슭,
두 개의 아래팔뼈 사이 오목한 곳

6. 지구(경-화혈) 양지 위로 3촌, 요골 바깥쪽 가장자리 밑,
두 개의 아래팔뼈 사이 오목한 곳

5. 외관(낙혈) 양지 위로 2촌, 내관과 내외 상대,
요골과 척골 사이 오목한 곳

4. 양지(원혈) 손목 관절의 손등쪽, 요골 머리 바깥쪽 모서리 밑 오목한 곳,
새끼손가락펴기힘줄과 다른손가락펴기힘줄의 사이

3. 중저(수-목혈) 넷째손가락과 다섯째손가락 사이 본절(중수지절관절)
뒤 오목한 곳

2. 액문(형-수혈) 넷째손가락과 다섯째손가락 사이 본절(중수지절관절)
앞 오목한 곳

1. 관충(정-금혈) 넷째손가락 손톱뿌리 바깥쪽 모서리 옆 0.1촌

13. 노회 견봉각 아래로 3촌.
견료 아래 3촌.
겨드랑이 뒤 가로 금 끝의 수평선
높이에서 삼각근 뒷기슭 오목한 곳

12. 소락 팔꿈치 끝 위로 5촌,
팔을 안으로 돌리면 홈이 지는 곳

11. 청냉연 팔꿈치 끝 위로 2촌,
천정 위로 1촌

23. 사죽공 눈썹 바깥쪽 끝 홈지고 오목한 곳

22. 화료 귀구슬 앞 위쪽, 광대뼈의 활모양 윗 기슭 끝 동맥이 뛰는 곳,
귀섶 머리칼 뒤 가장자리

21. 이문 귀구슬 윗부분 앞, 입을 벌리면 홈이 지는 곳,
* 귀구슬 윗부분 앞은 이문, 귀구슬 중앙 앞은 청궁,
귀구슬 아랫부분 앞은 청회

20. 각손 귓바퀴를 앞으로 접어 귓바퀴 위 끝이 옆머리에 닿는 곳

19. 노식 예풍과 각손을 활모양으로 연결하여 3등분 하여 예풍에서 2/3 되는 곳
귀를 뒤로 붙여 귀테가 닿는 부위에서 뼈의 오목한 곳

18. 계맥 예풍과 각손을 활모양으로 연결하여 3등분 하여 예풍에서 1/3 되는 곳
귀를 뒤로 붙여 귀테가 닿는 부위에서 뼈의 오목한 곳

17. 예풍 귀방울 끝 아래턱뼈와 유양돌기 끝 사이의 중간에 오목한 곳

16. 천유 아래턱뼈 모서리의 수평선 위, 흉쇄유돌근의 뒤쪽 가장자리 밑

15. 천료 견정(제7경추 아래 대추와 어깨마루 끝을 잇는 선 위의 중간점)과
곡원(어깨뼈 안쪽 윗모서리에 도드라진 뼈 바깥쪽 오목한 곳)을 연결하는 선의 중간

14. 견료 팔을 수평으로 들어 어깨 위에 나타나는 두 오목한 곳 중에서 뒤쪽 오목한
곳(앞쪽은 견우), 어깨뼈 끝 뒷모서리를 돌아나가 삼각근의 근속이 갈라진 오목한 곳

족소양담경GB(Gallbladder Meridian)

순행

밖으로 흐름

- 눈꼬리의 동자료에서 일어나, 귀 앞의 청회와 상관을 거쳐,
- 위로 올라가 이마모서리 족양명위경의 두유와 교회한다.
- 옆머리 함염, 곡빈을 거쳐 귀 꼭대기의 솔곡에 이르고, 귓바퀴를 끼고 귀 뒤 완골까지 이른다.
- 다시 옆머리를 돌아 이마의 양백까지 이르렀다가 또 다시 뒤쪽으로 간다.
- 정수리에서 백회와 교회한 후 계속 뒤로 내려가 풍지에 이른다.
- 풍지에서 어깨로 나와 대추에서 교회하고, 다시 앞으로 나와 결분으로 들어간다.

갈라짐

- 지맥은 귀 뒤의 예풍에서 귓속으로 들어갔다 다시 귀 앞 하관으로 나와 눈꼬리에서 끝난다.
- 한 갈래는 눈꼬리에서 갈라져, 뺨에서 수소양삼초경과 만난 후, 눈 밑으로 이어진다.
- 눈꼬리에서 내려온 또 한 갈래는 족양명위경의 대영에서 만나고, 결분으로 들어간다.

안으로 흐름

- 결분에서 가슴과 명치를 지나 심포경의 천지에서 만나, 담에 속(屬)하고, 간에 낙(絡)한다.
- 일월을 지나서 옆구리를 따라 아래로 내려가다 족양명위경의 기충에 교회하고,
- 음모(陰毛) 부위를 돌아, 고관절 부위의 환도에 이른다.

밖으로 흐름

- 결분에서 갈라진 분지는 겨드랑이로 내려와
- 옆구리를 따라 지나온 일월에서 다른 분지와 합한 후,
- 족궐음간경의 장문과 만나고 경문을 거쳐서 장골극(腸骨棘)까지 내려온다.
- 거료를 지나 엉덩이 바깥쪽 선골(仙骨)부위의 팔료혈과 만나고, 환도에 이른다.
- 환도에서 앞에서 온 지맥과 합한 다음,
- 허벅지 바깥쪽으로 따라 내려가, 무릎 바깥쪽 양릉천에 이른다.
- 종아리 바깥쪽으로 내려와 극혈인 외구를 지나고, 낙혈인 광명을 지나서,
- 양보 현종을 거쳐서 바깥 복사뼈 앞 구허로 나온다.
- 구허에서 발등을 따라 넷째발가락 바깥 족규음에 이른다.

갈라짐

- 분지는 발등의 족임읍에서 갈라져 엄지발가락 등쪽으로 가서 족궐음간경으로 연결된다.

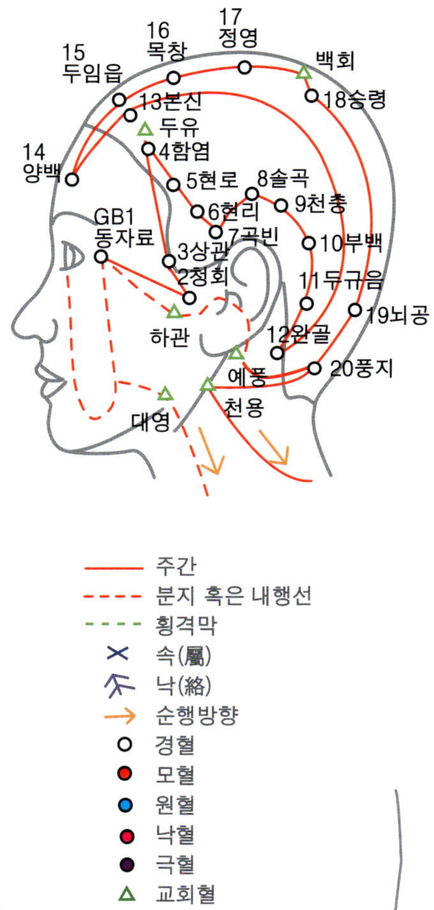

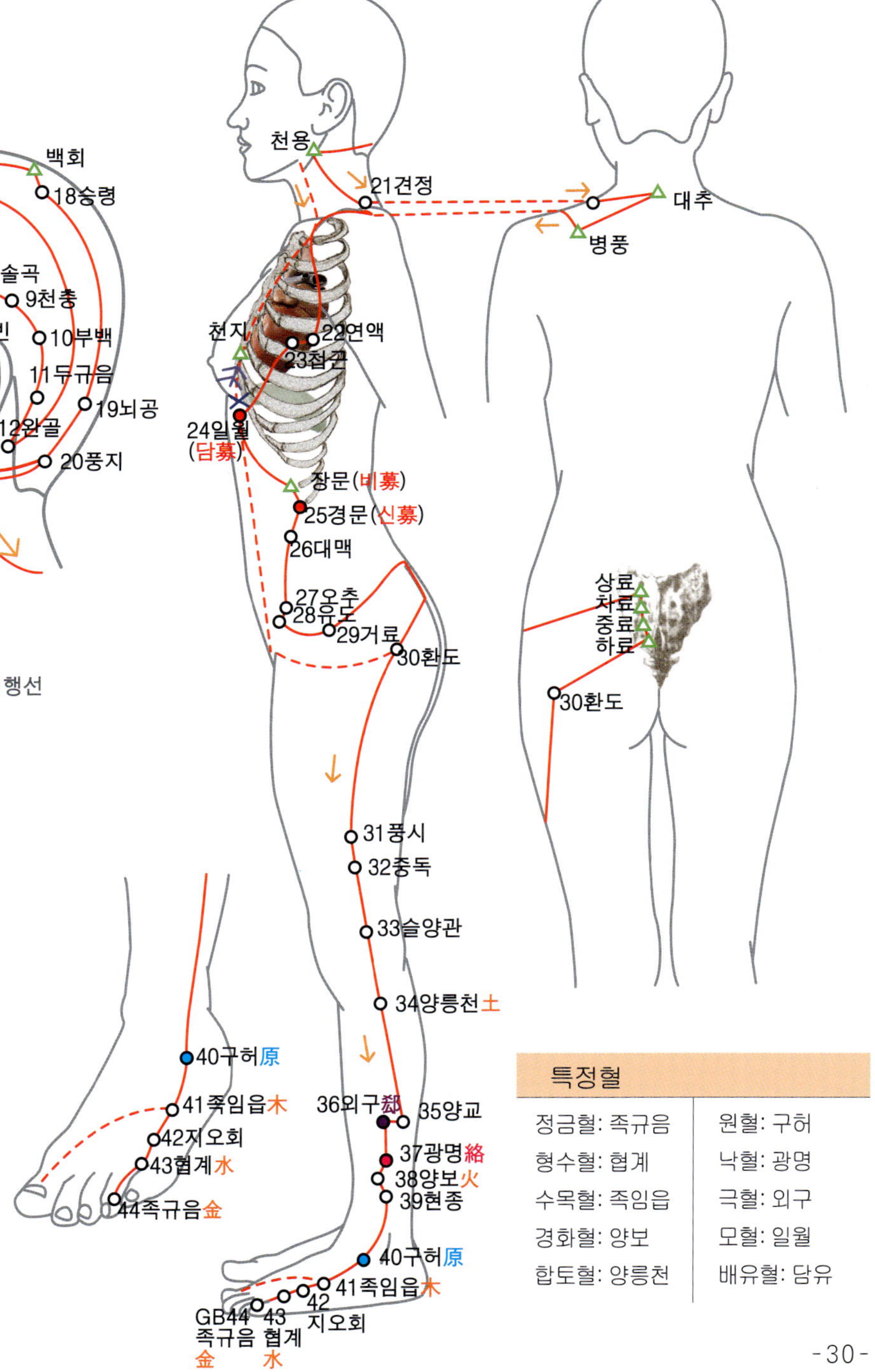

특정혈

정금혈: 족규음	원혈: 구허
형수혈: 협계	낙혈: 광명
수목혈: 족임읍	극혈: 외구
경화혈: 양보	모혈: 일월
합토혈: 양릉천	배유혈: 담유

주치

옆머리 · 귀 · 눈 · 옆구리 등 몸의 옆 부위에 생긴 병과 다리 바깥쪽 중간의 병을 치료하는데 쓴다. 이밖에 온몸의 열증과 풍증(경련증후군)에도 효과가 있다.

부위별 주치

동자료~뇌공 : 머리 부위의 국소(局所) 및 머리부분 경혈 인근부위 병증
풍지~견정 : 뇌(腦) 뒤목 어깨와 등 쪽의 질환
연액~일월 : 흉협부 질환
경문~유도 : 비뇨생식기 질환
거료~양관 : 하지 넓적다리 바깥쪽의 해당부위 및 인근부위 질환
양릉천~족규음 : 옆머리 눈 귀 목덜미 가슴 갈비뼈 부위의 질환, 하지 해당부위 질환

족소양담경GB(Gallbladder Meridian) 좌우 각각 44혈 GB1동자료~GB44족규음

GB1. 동자료 눈 바깥쪽 모서리에서 바깥으로 0.5촌, 뼈 옆 오목한 곳
2. 청회 귀구슬 아래 앞, 입 벌리면 홈 생기는 곳
3. 상관 광대뼈 활 모양의 윗기슭 오목한 곳, 하관과 아래 위로 위치하는 곳
4. 함염 두유와 곡빈을 연결한 곡선을 4등분하여 위로부터 1/4지점,
음식 씹을 때 움직이는 곳
5. 현로 두유와 곡빈을 연결한 곡선의 중점
6. 현리 두유와 곡빈을 연결한 곡선을 4등분하여 아래로부터 1/4지점
7. 곡빈 귓바퀴 윗끝 수평선과 귀구슬 앞 수직선이 만나는 곳, 각손 앞 1촌
8. 솔곡 귓바퀴 위끝이 닿는 곳(각손) 위로 1.5촌
9. 천충 솔곡 수평과 귀바퀴 수직선이 만나는 점, 솔곡 뒤 0.5촌
10. 부백 각손 뒤 1촌, 천충과 완골을 3등분한 선에서 1/3
11. 두규음 유양돌기 뒷기슭. 천충과 완골 3등분한 선 아래에서 1/3
12. 완골 유양돌기 아래끝 뒤쪽의 오목한 곳
13. 본신 신정 옆 3촌, 앞 머리칼 경계에서 0.5촌 위,
신정과 두유의 연결선 바깥쪽 1/3 지점
14. 양백 눈동자 수직선 위, 눈썹 위로 1촌. 앞머리칼 경계와 눈썹 사이의 1/3
15. 두임읍 눈동자 수직선 위, 앞머리칼 경계에서 0.5촌 위, 신정과 두유의 중간
16. 목창 두임읍 뒤로 1촌, 앞 머리칼 경계에서 1.5촌
17. 정영 목창 뒤로 1.5촌, 앞 머리칼 경계에서 3촌

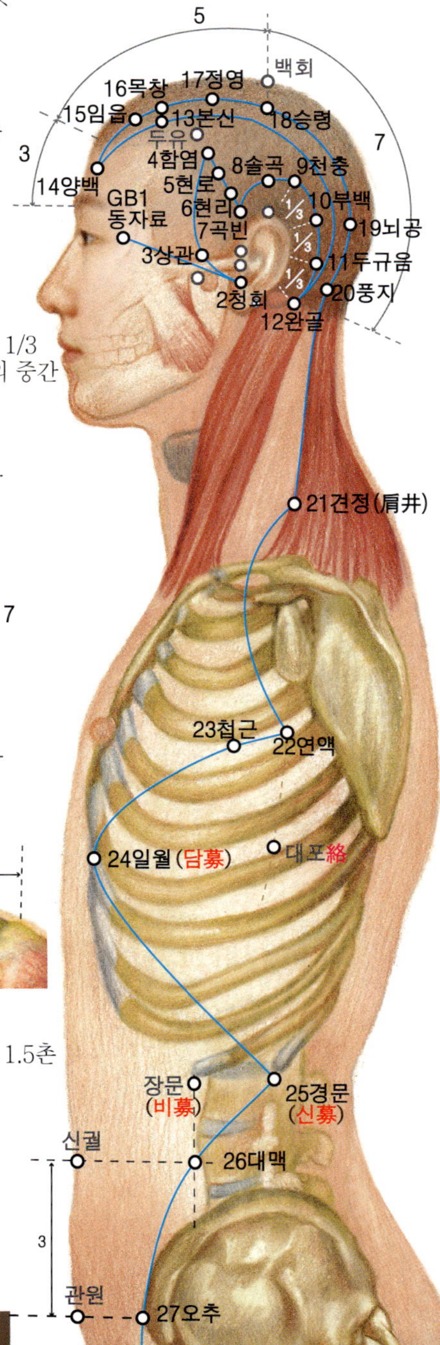

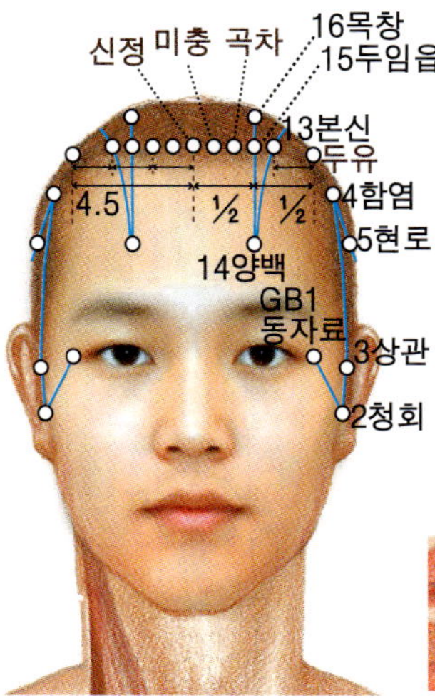

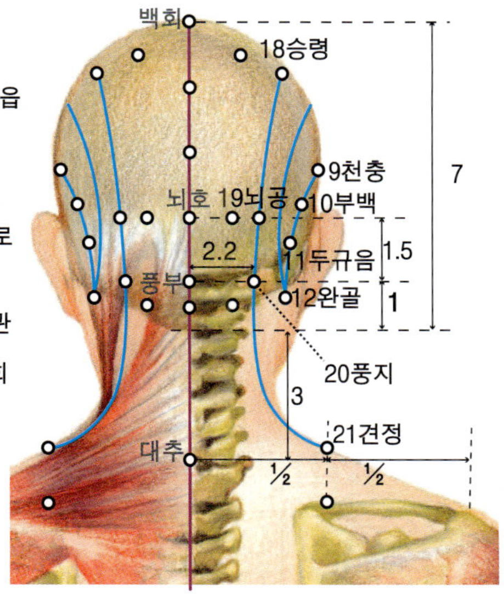

18. 승령 정영 뒤로 1.5촌, 앞 머리칼 경계에서 4.5촌
19. 뇌공 뇌호 수평선과 눈동자 수직선을 이은 선이 만나는 곳, 풍지 위로 1.5촌
20. 풍지 풍부 수평선 위, 뒷머리뼈 밑, 풍부 옆으로 2촌
유양돌기 뒷 기슭과 승모근 바깥쪽 사이의 오목한 곳
21. 견정(肩井) 유두 수직선 위, 대추와 견봉 끝을 이은 선의 중간점
22. 연액 겨드랑이 가운데 극천의 수직선 아래로 3촌,
제4늑골 아래, 유두 바깥쪽 4촌
23. 첩근 연액 앞으로 1촌, 제 4늑골 아래, 유두 바깥쪽 3촌
24. 일월(담의 모혈) 유두 수직선이 제7늑골에서 만나는 곳
25. 경문(신의 모혈) 제12늑골 앞쪽 끝 아래

26. 대맥 제11늑골 앞쪽 끝 수직선과
배꼽 수평선이 만나는 곳
27. 오추 관원 수평선 양옆 7촌, 장골능의 뼈 안쪽 밑
28. 유도 오추 안쪽 아래로 0.5촌, 앞장골가시 안쪽 밑
29. 거료 앞장골극과 대전자의 가장 높은 곳을
연결한 선의 중점 오목한 곳.
30. 환도 넓적다리뼈 대전자 뒤 위쪽 오목한 곳,
대전자와 선골 밑 요유를 이은 선의 바깥쪽 1/3
31. 풍시 바르게 서서 팔을 내려
가운데 손가락 끝이 닿는 곳,
넓적다리뼈 뒷 기슭 두 힘살의 사이,
오금 위로 9촌
32. 중독 넓적다리뼈 뒷 기슭 두 힘살의 사이,
풍시 아래로 2촌, 오금 위로 7촌
33. 슬양관 넓적다리뼈 바깥쪽 도드라진 부분의
위쪽으로 뼈 밑 오목한 곳,
넓적다리 두머리힘줄(대퇴이두근건)과
엉덩정강근막띠(장경인대) 사이
34. 양릉천 (합-토혈) 비골 머리
아래쪽의 바로 앞 오목한 곳
35. 양교 (양유맥의 극혈)
발 바깥 복사뼈 위로 7촌,
가는정강이뼈 뒷 기슭.
비골 머리와 바깥 복사뼈
사이의 중간

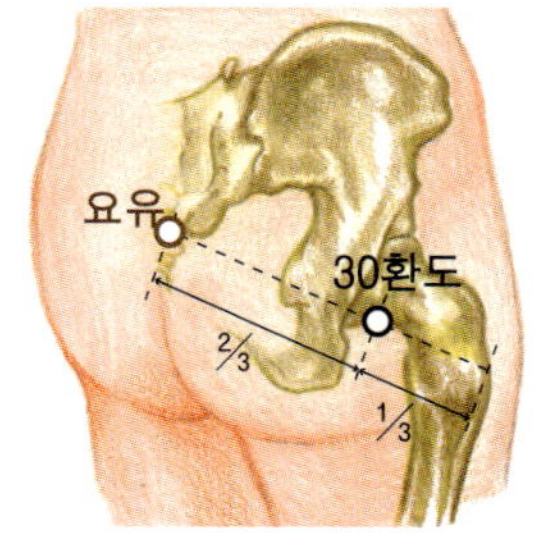

36. 외구 (극혈)
양교 앞쪽 0.3촌,
가는정강이뼈(비골) 앞 기슭
37. 광명 (낙혈)
발 바깥 복사뼈 위로 5촌,
비골 앞 기슭
38. 양보(경-화혈)
발 바깥 복사뼈 위로 4촌,
비골앞 기슭
39. 현종
발 바깥 복사뼈 위로 3촌,
비골앞 기슭, 삼음교와 내외 상대.
40. 구허 (원혈)
발 바깥 복사뼈 앞 아래쪽
오목한 곳,
41. 족임읍(수-목혈)
제4, 5 발몸뼈가 갈라진 사이
오목한 곳.
42. 지오회
제4, 5 발몸뼈 머리 뒤
오목한 곳, 협계 뒤 1촌
43. 협계(형-수혈)
넷째발가락과
새끼발가락이 갈라진 곳
GB44. 족규음(정-금혈)
넷째발가락
발톱뿌리 바깥 모서리 0.1촌

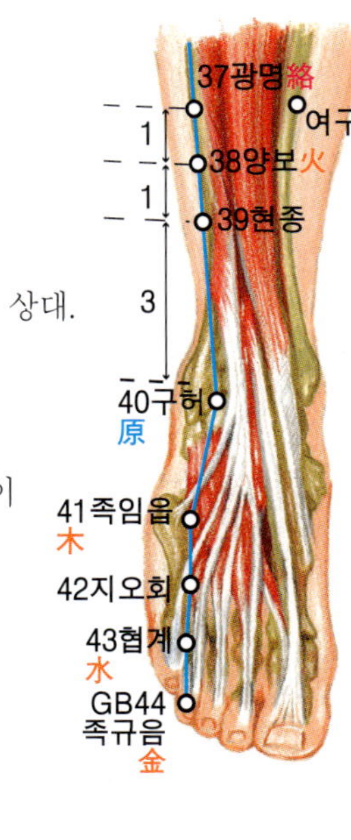

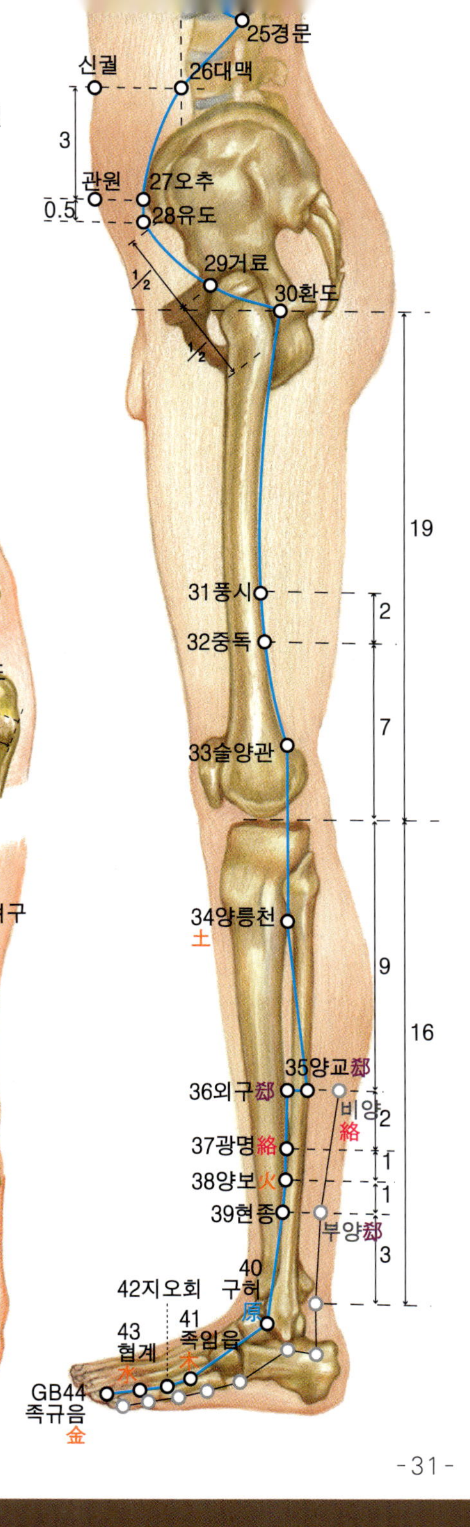

족궐음간경 LR(Liver Meridian)

순행

밖으로 흐름

- ○ 엄지발가락 털난 부위의 경계(대돈)에서 일어나,
- ○ 행간 태충을 거쳐 올라가 안쪽 복사뼈 앞 중봉을 지나 여구 중도를 거쳐,
- ○ 안쪽 복사뼈 8촌 되는 곳에서 족태음비경과 교차하여 족태음비경의 뒤로 나온다.
- ○ 슬관을 지나 무릎 안쪽의 곡천을 거쳐 허벅지 안쪽을 따라 계속 올라가,
- ○ 족태음비경의 충문, 부사와 교회한 후,
- ○ 음모(陰毛) 부위로 들어가 생식기를 돌아 아랫배로 올라간다.

안으로 흐름

- ○ 임맥의 곡골, 중극, 관원을 교회하며 올라가,
- ○ 장문을 따라 기문에 이르러 위(胃)를 끼고 담에 낙(絡)하고, 간에 속(屬)한다.
- ○ 횡격막을 지나 옆구리를 거쳐, 기관(氣管)의 뒤쪽으로 따라가 인후로 들어간다.
- ○ 콧구멍 뒤의 후비도(後鼻道)로 들어가 목계(目系)로 이어져
- ○ 위로 이마로 나와서 독맥과 정수리에서 만난다.

갈라짐

- ○ 한 갈래는 목계(目系)에서 갈라져 뺨으로 내려와서, 입술 속으로 순환한다.
- ○ 다른 한 분지는 간(肝)에서 갈라져 횡격막을 뚫고 올라가, 폐로 주행하고 내려가
- ○ 중완에서 다시 십이경맥의 유주(流注)에서 첫 시작인 수태음폐경으로 이어져 흐른다.

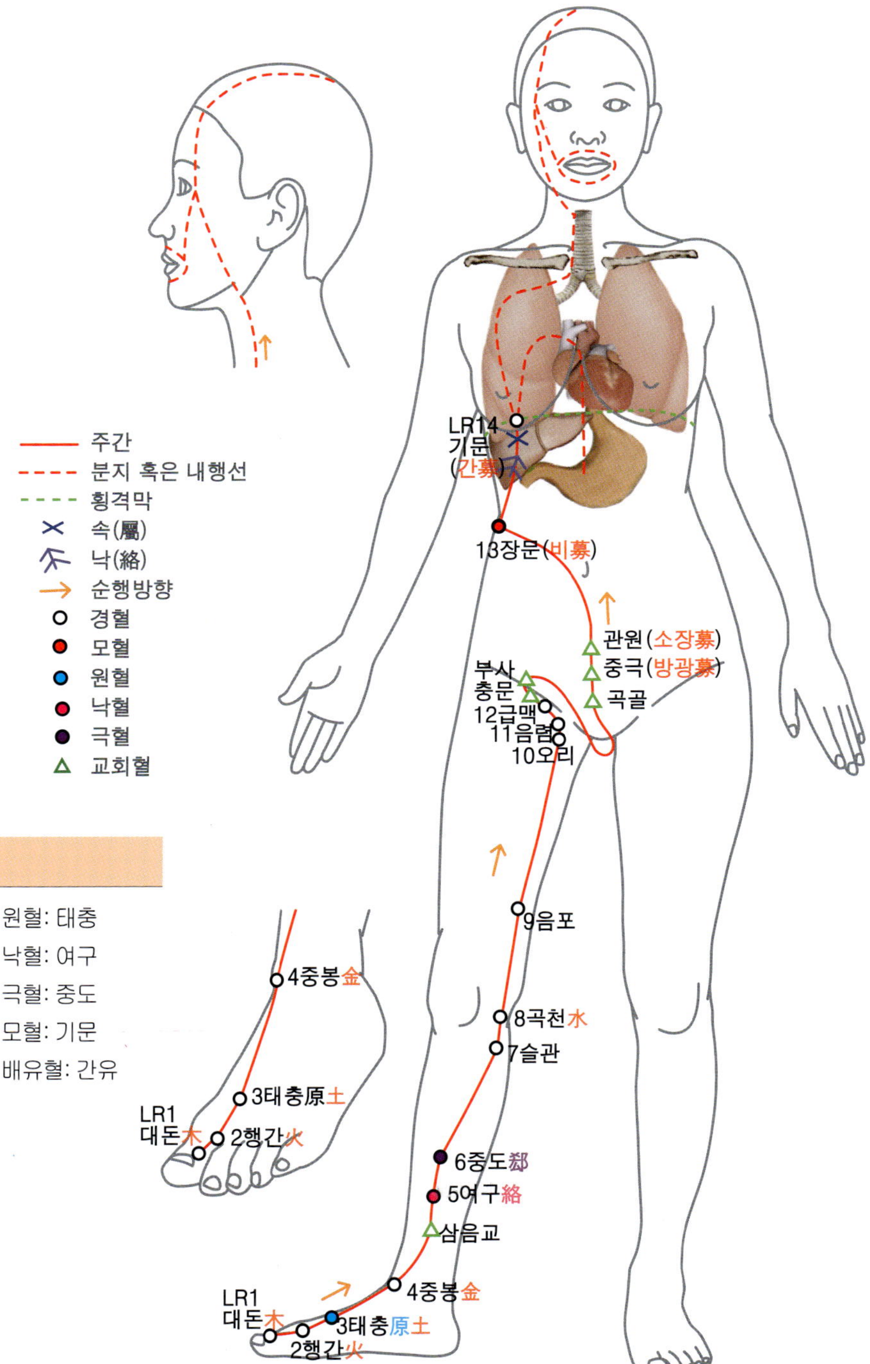

특정혈

정목혈: 대돈	원혈: 태충
형화혈: 행간	낙혈: 여구
수토혈: 태충	극혈: 중도
경금혈: 중봉	모혈: 기문
합수혈: 곡천	배유혈: 간유

주치

족궐음간경의 경혈은 간과 담의 병, 눈질환, 혈액관련 질환, 신경계병증, 정신질환 등에 쓰는데, 특히 임신과 비뇨생식기질환에 효험이 있어 주로 쓰이고, 여러 가지 원인에 의한 경련증상과 근육질환이나 혈액관련 병도 치료한다. 가슴과 옆구리질환, 다리안쪽 중간의 병 등 족궐음간경 경과부위의 병증에 활용한다.

부위별 주치

대돈~곡천 : 생식기・대소변・간(肝) 질환, 장(腸) 질환

음포~급맥 : 허벅지 안쪽 및 사타구니 병증, 아랫배 통증, 비뇨생식기계 병증

급맥~기문 : 위와 장의 질환, 가슴 옆구리 질환, 생식기 질환

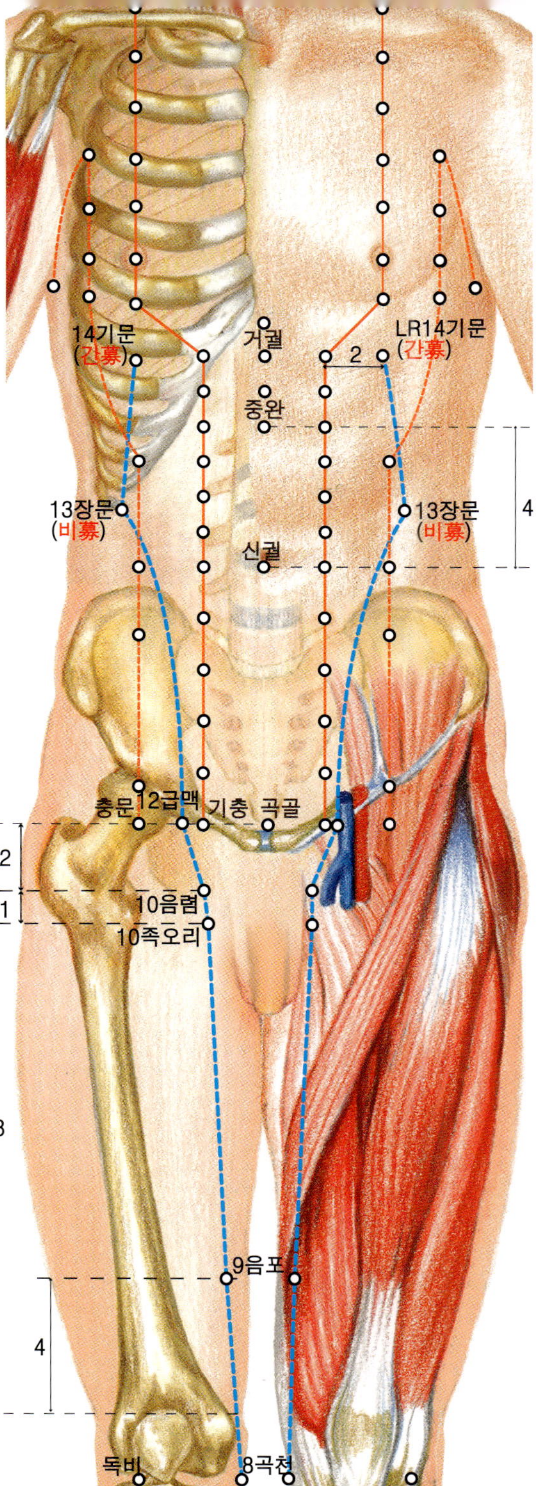

족궐음간경 LR(Liver Meridian)

좌우 각각 14혈 LR1대돈~LR14기문

LR14. 기문(간의모혈) 제6늑골 아래, 거궐(중완 위 2촌) 양옆 4촌, 불용에서 가쪽으로 2촌

13. 장문(비의 모혈) 제11늑골 앞쪽 끝, 팔꿈치 끝이 닿는 부위 아래,
팔을 옆구리에 붙이고 'ㄴ字'로 굽혔을 때, 팔꿈치 끝이 닿는 부위.

12. 급맥 치골 윗 기슭의 곡골 양옆 2.5촌, 기충 외하방 0.5촌

11. 음렴 곡골 옆 2촌(기충)에서 아래로 2촌, 긴모음근(장내전근)과 치골근 사이

* 곡천과 기충 사이 19촌

10. 족오리 기충 아래 3촌, 긴모음근과 치골근 사이

9. 음포 무릎뼈에서 위로 4촌,
정강이뼈와 엉치뼈를 이은 봉공근과 얇은힘살(박근) 사이 오목한 곳

8. 곡천(합-수혈) 무릎을 완전히 구부려 생긴 가로금 안쪽 끝의 두 힘살 사이 오목한 곳

7. 슬관 정강이뼈머리의 안쪽 끝 수직선 아래, 힘살 밑 오목한 곳, 음릉천 뒤로 1촌에서 조금 위쪽

6. 중도(극혈) 발 안쪽 복사뼈 위로 7촌, 굵은정강이뼈 뒷 기슭

* 슬관과 발 안쪽 복사뼈 높은 끝 사이 13촌

5. 여구(낙혈) 발 안쪽 복사뼈 위로 5촌, 굵은정강이뼈 뒷 기슭

4. 중봉(경-금혈) 발목 가로 금 위, 정강이힘줄의 바깥쪽,
정강이힘줄과 엄지발가락굽힘줄의 사이, 해계와 상구의 중간

3. 태충(원혈, 수-토혈) 첫째와 둘째 발몸뼈의 위쪽 접합 부분 밑 오목한 곳

2. 행간(형-화혈) 첫째발가락 본절 바깥쪽 앞 오목한 곳,
첫째와 둘째발가락 갈라진 곳

LR1. 대돈(정-목혈) 첫째발가락 발톱뿌리 바깥쪽 모서리 옆 0.1촌

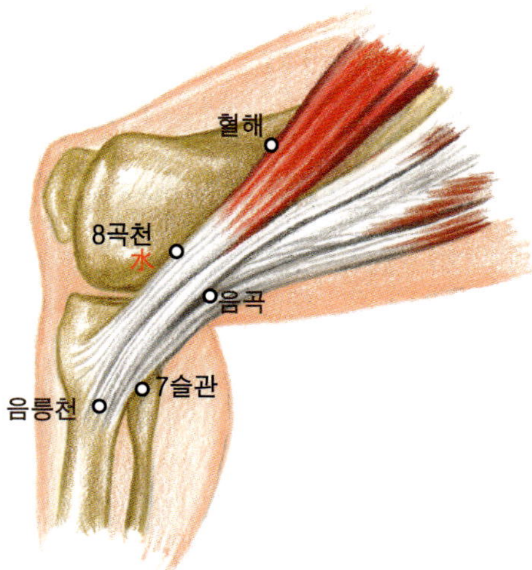

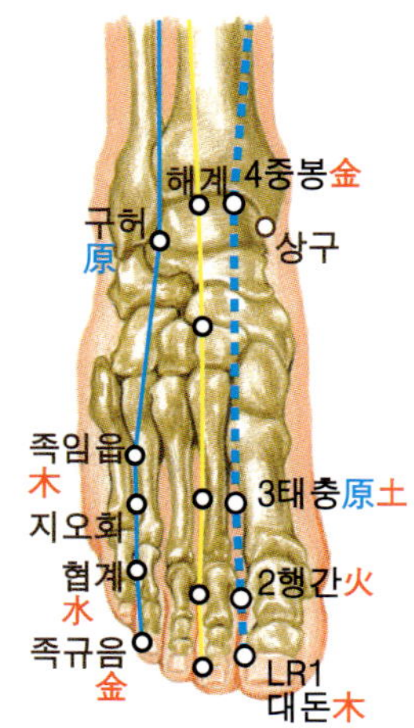

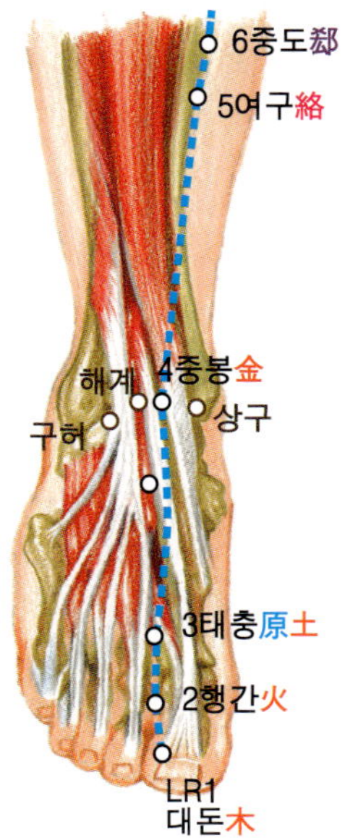

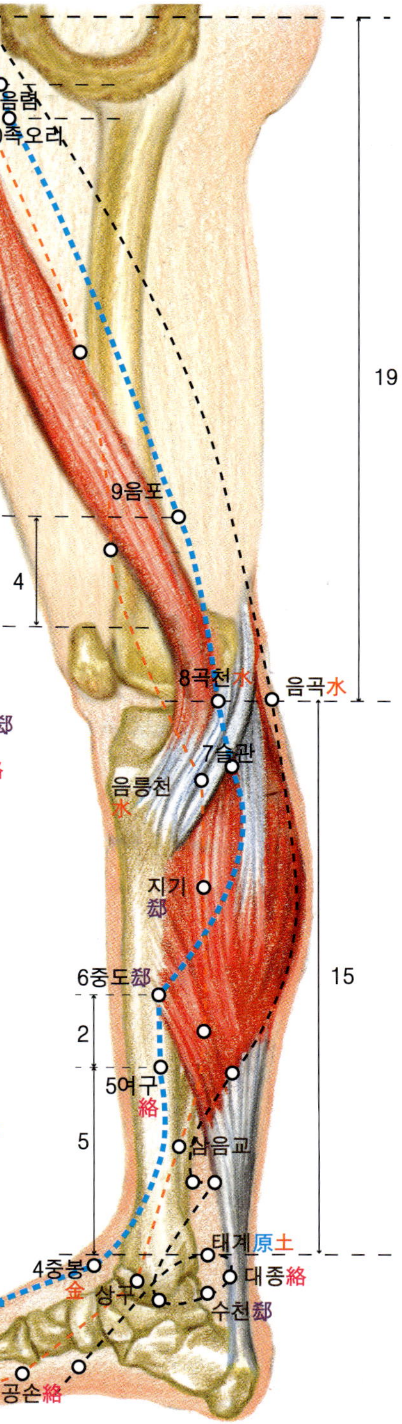

머리와 얼굴의 경혈

경맥별 치료범위

임맥

천돌~염천 목 부위의 2혈은 혀(舌), 인후부질환 주치
승장 구치부(口齒部) 질환 주치

수양명대장경

화료~영향 코 질환
천정~부돌 인후질환

족양명위경

승읍~두유 머리와 얼굴 눈 코 입 치아
인영~유근 후(喉)와 가슴 폐의 질환

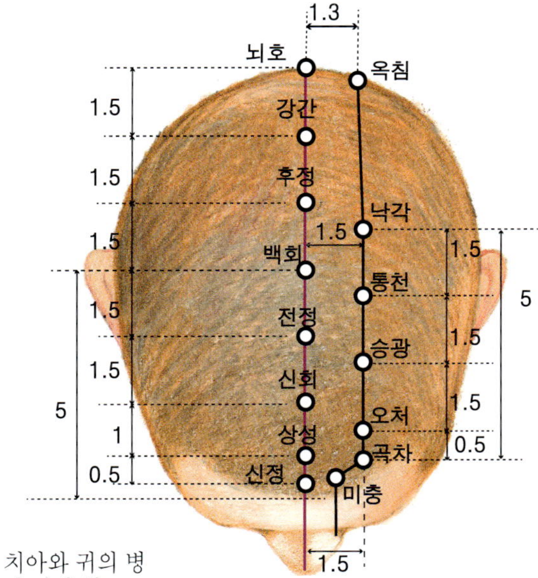

수소양삼초경

천유~사죽공 귀 부위 질환, 눈의 질환, 옆머리 질환

족소양담경

동자료~뇌공 머리의 국소(局所) 및 머리 부분 경혈 인근부위 병증
풍지~견정 뇌(腦)와 뒷목과 어깨와 등[背] 부위의 질환

독맥

아문~풍부 뒷목 2혈은 머리[頭,] 뒷목[項] 코[鼻] 혀[舌] 목구멍[喉] 및 뇌질환 주치
뇌호~신정 머리의 8혈은 머리, 코, 눈, 귀 및 뇌의 질환 주치
소료~은교 코와 입의 4혈은 뇌, 코, 입, 치아의 질환 주치

수태양소장경

권료~청궁 입과 치아와 귀의 병
천창~천용 인후 및 귀의 병
견정~견중유 견갑의 병증

족태양방광경

정명~천주 두(頭) 항(項) 안(眼) 비(鼻) 뇌(腦)의 질환

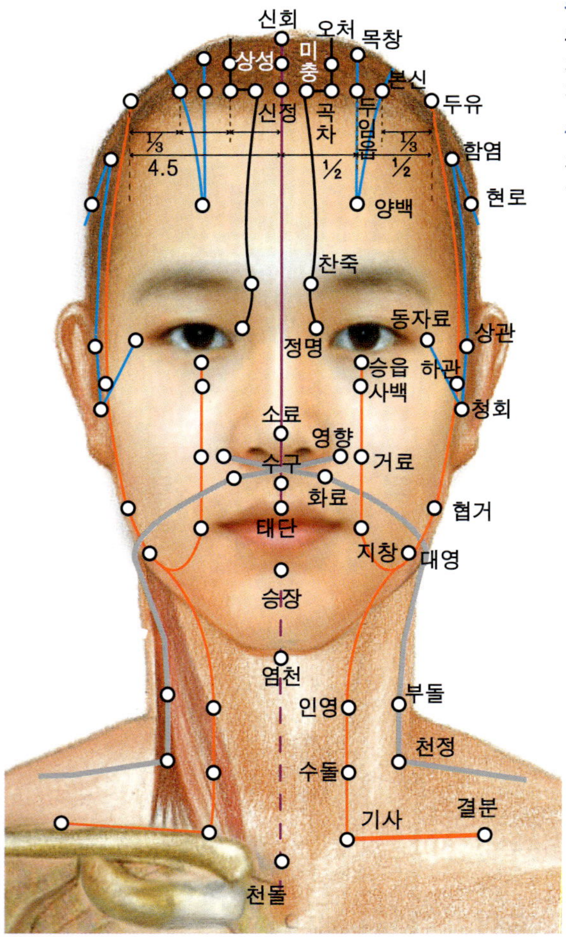

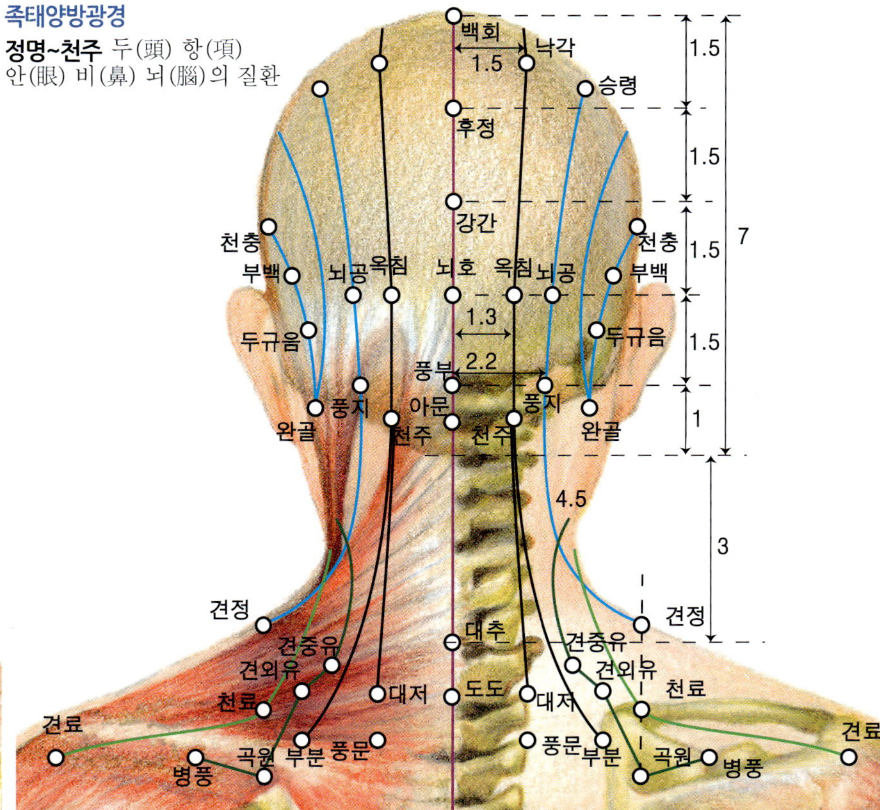

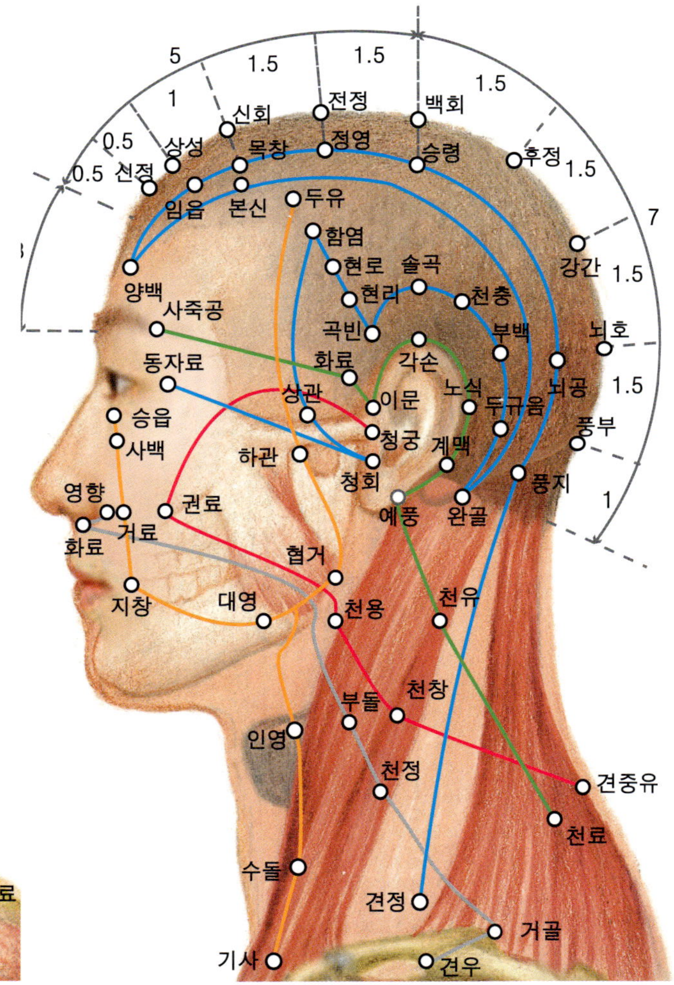

※ 부록 : 두피침 침선

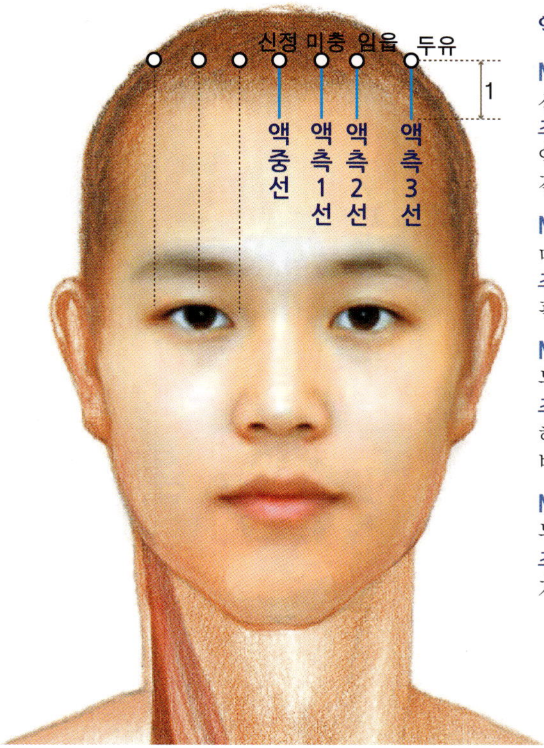

WHO국제표준 두피침선(頭皮鍼線) 4구14선

액구(額區)=전두구(前頭區)

MS1 액중선
신정에서 하향1촌(독맥의 신정에서 인당 방향).
주치 머리와 얼굴 질환 치료. 코, 혀, 인후(咽喉) 등 오관의 질병 치료.
안신(安神) 거풍(去風) 지통(止痛) 효과.
건망, 불면, 다몽(多夢) 전광(癲狂) 등 신지(神志)의 질환 치료.

MS2 액측1선=액방1선
미충에서 하향1촌. 눈의 안쪽각 직상 족태양방광경 선상.
주치 폐 기관지 심장 등 상초 병 치료. 선폐(宣肺), 평천(平喘).
관상동맥경화증, 심교통(心絞痛), 기관지염, 효천(哮喘), 실면(失眠) 등.

MS3 액측2선=액방2선
두임읍에서 하향1촌. 눈동자 직상 족소양담경 선상.
주치 위와 간과 담 등 중초의 질병 치료. 관중(寬中: 속 편하게 함),
해울(解鬱: 울체된 것 풀어줌), 이기(理氣: 기체 기역 기허 등을 다스림),
비위(脾胃)의 불화(不和) 다스림. 급성위염 위십이지장궤양 등.

MS4 액측3선=액방3선
두유에서부터 하향1촌(눈 바깥쪽 끝의 직상방).
주치 신, 방광, 생식계통 등 하초의 병 치료. 습열(濕熱)의 청리(淸利).
기능성 자궁출혈, 자궁탈수, 빈뇨(頻尿), 급뇨(急尿), 유정(遺精), 발기부전 등.

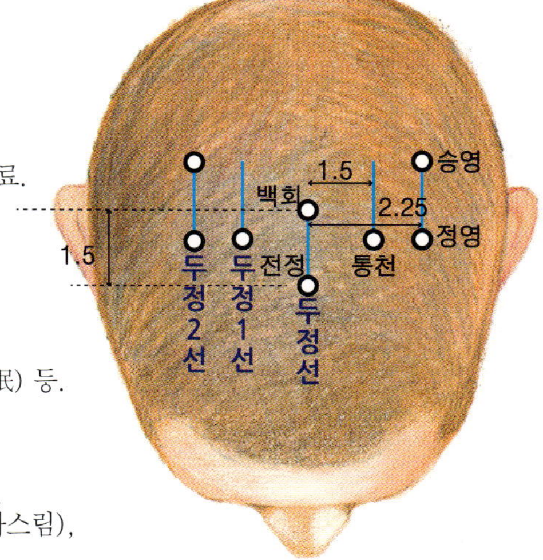

두정구(頭頂區)

MS5 두정선=정중선
백회에서 전정까지.
주치 두면(頭面) 오관의 질환,
주로 정신질환과 중기하함증,
요퇴족(腰腿足)의 병, 반신불수,
마비, 동통(疼痛), 다뇨(多尿), 탈항,
소아야뇨, 위하수, 자궁탈수,
고혈압, 두정통 등 치료.

MS8 두정1선=정방1선
두정부 독맥 옆으로 1.5촌,
방광경의 통천에서 뒤로 1.5촌.
측두전사선과 항상배합해 사용한다.
주치 요퇴(腰腿)의 병증, 반신불수,
마목(痲木), 동통 등 하지 운동장애 치료.

MS9 두정2선=정방2선
두정부 독맥 옆으로 2.25촌,
담경의 정영에서 뒤로 승령까지.
측두전사선과 항상 배합해 사용한다.
주치 견(肩) 비(臂 팔) 등 상지의 마목(痲木),
동통 등 운동장애 치료.

침구(枕區)=후두구(後頭區)

MS12 침상정중선
뒤통수 강간에서 뇌호까지 연결선.
주치 눈을 밝게 함, 안과질환,
요배부 질환 치료. 경락 소통.

MS13 침상측선=침상방선
침상정중선 옆으로 0.5치
주치 눈을 밝게 함. 중추성 시력장애,
백내장, 근시 등 눈병과 등이나
허리 근육의 병증 치료. 경락소통.

MS14 침하측선=침하방선
옥침에서 아래로 2촌, 천주까지 연결선.
주치 소뇌 질환으로 인한 평형장애 치료,
후두통과 허리와 등의 양측면 통증 치료.
거풍(去風), 지통(止痛), 경락 소통.

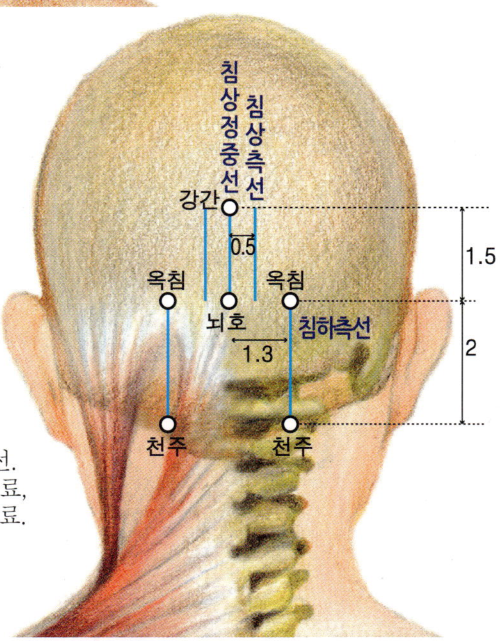

측두구(側頭區)=섭구(顳區)

MS6 측두전사선=정섭전사선
두부의 측면, 전신총(백회 앞 1촌)에서 담경의 현리까지 연결선.
주치 맞은편 신체 중추성 운동기능 장애,
주로 중풍마비로 인한 기능장애 즉 운동장애와 통증치료.
연결선의 상 1/5 맞은편 하지운동 이상(반신불수, 무력)
연결선의 중 2/5 맞은편 상지운동 이상(반신불수, 무력)
연결선의 하 2/5 맞은편 두면부 이상(중추성 면탄, 운동성 실어)

MS7 측두후사선=정섭후사선
백회에서 곡빈까지 연결선.
주치 치료선을 3등분 하여 머리와 얼굴, 상지, 하지 감각장애 치료.
마목(痲木), 가려움증(두드러기, 신경성 피부대상포진 등) 치료.
연결선의 상 1/5 맞은편 하지 감각이상
연결선의 중 2/5 맞은편 상지 감각이상
연결선의 하 2/5 맞은편 두면부 감각이상

MS10 측두전선=섭전선
두면부 측면, 관자놀이 양쪽 귀밑머리 내, 함염에서 현리까지 연결선.
주치 편두통, 운동성 실어(失語), 안면신경마비, 구강병(口腔病) 치료.
거풍(去風) 지통(止痛) 경락소통.

MS11 측두후선=섭후선
두면부 측면, 관자놀이의 양쪽 귀 위쪽, 담경의 솔곡에서 곡빈까지 연결선.
주치 귀를 밝게 하며 어지러움을 멈추게 함. 편두통, 이롱, 이명,
이원성(耳原性)의 현훈 등 주로 귀의 병 치료. 거풍(去風), 지통(止痛).
이원성 현훈 등은 두정선(정중선)과 배합, 편두통은 측두전선과 번갈아 사용.

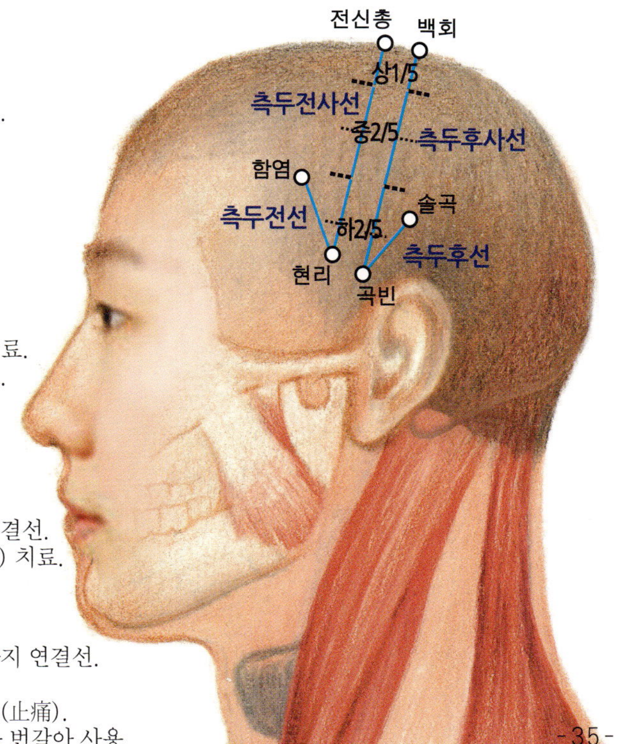

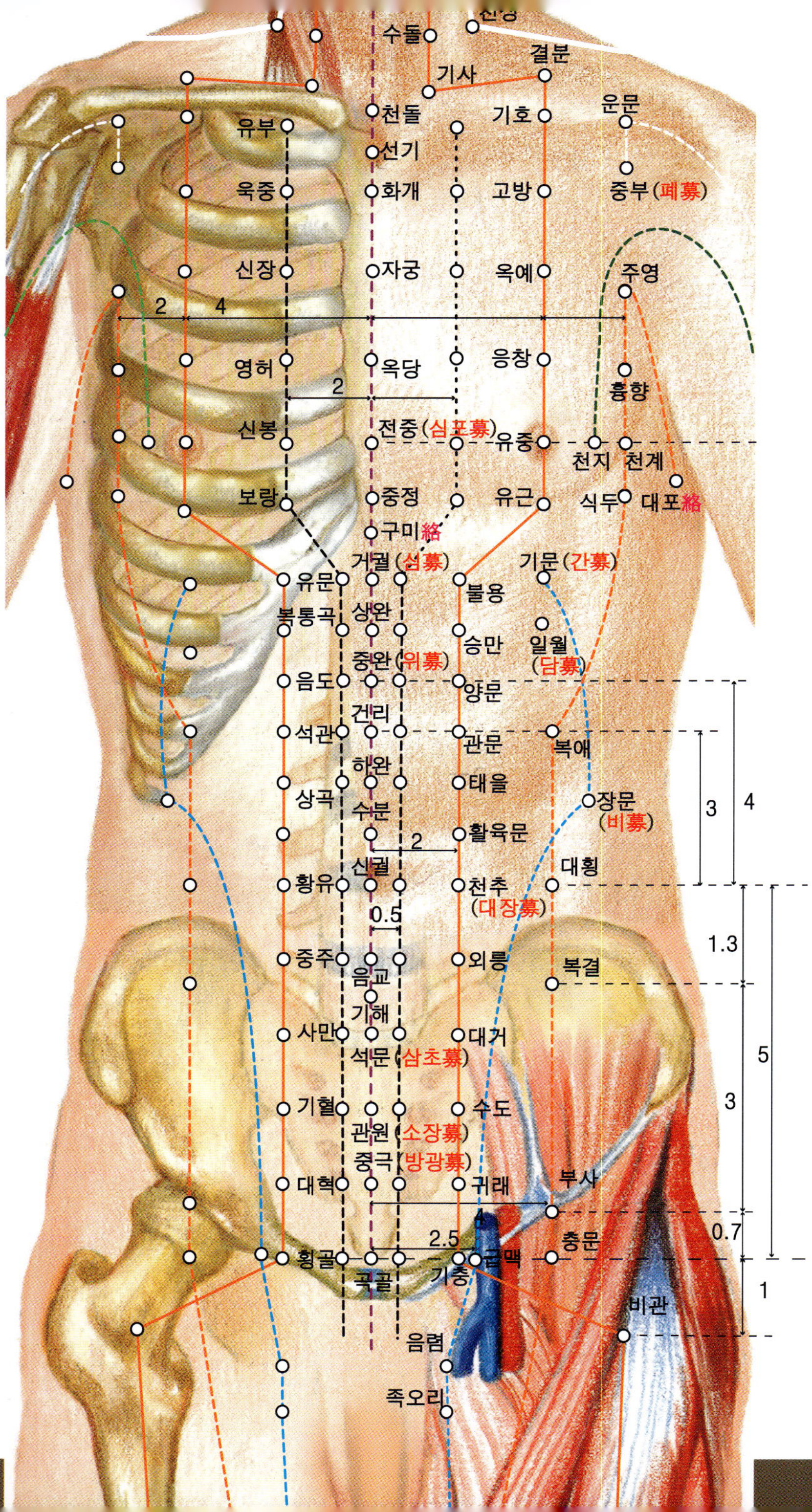

몸통 앞과 옆의 경혈

가슴과 배 경혈의 치료범위

가슴과 배의 경혈들은 경맥과는 크게 관계없이
경혈이 있는 국소에 위치하고 있는 장기의 병을 치료하는데 주로 쓴다.

가슴의 경혈 : 폐, 기관지, 심장의 병

임맥 중정~선기 : 흉부의 6혈은 흉부질환 위주 주치, 식도질환 치유
천돌~염천 : 목 부위의 2혈은 혀(舌), 인후부질환 주치
신경 보랑~유부 : 가슴과 폐 질환 주치, 식도질환
위경 인영~유근 : 후(喉), 가슴, 폐의 질환
비경 식두~대포 : 가슴과 폐(肺) 질환
담경 연액~일월 : 흉협부 질환

윗배의 경혈 : 위, 간, 발열을 비롯한 윗배의 병

임맥 신궐~구미 : 상복부의 8혈은 위장질환 위주 주치, 뇌질환 치유
신경 황유~유문 : 위와 장의 질환
위경 불용~천추 : 상복부 7혈은 상복부 및 위장의 질환
비경 충문~복애 : 위장질환 및 비뇨질환

아랫배의 경혈 : 비뇨생식기의 병

임맥 회음~음교 : 하복부 7혈은 생식 및 비뇨질환 주치, 전신 강장작용
신경 횡골~중주 : 생식 비뇨 및 장의 질환
위경 외릉~기충 : 하복부 5혈은 비뇨생식기질환, 장의 질환
비경 충문~복애 : 위장질환 및 비뇨질환
*** 배꼽 주위의 경혈** 위나 대장의 병, 부인과 질환
* 신궐(배꼽)은 금침혈이고, 직접뜸도 금한다.

간경과 담경의 경혈

간경 급맥~기문 : 위장 가슴 옆구리 질환, 생식기 질환
담경 경문~유도 : 비뇨생식기 질환

모혈

장부	모혈	소속경맥
폐	중부	수태음폐경
심포	전중	임맥
심	거궐	임맥
간	기문	족궐음간경
담	일월	족소양담경
비	장문	족궐음간경
위	중완	임맥
삼초	석문	임맥
신	경문	족소양담경
대장	천추	족양명위경
소장	관원	임맥
방광	중극	임맥

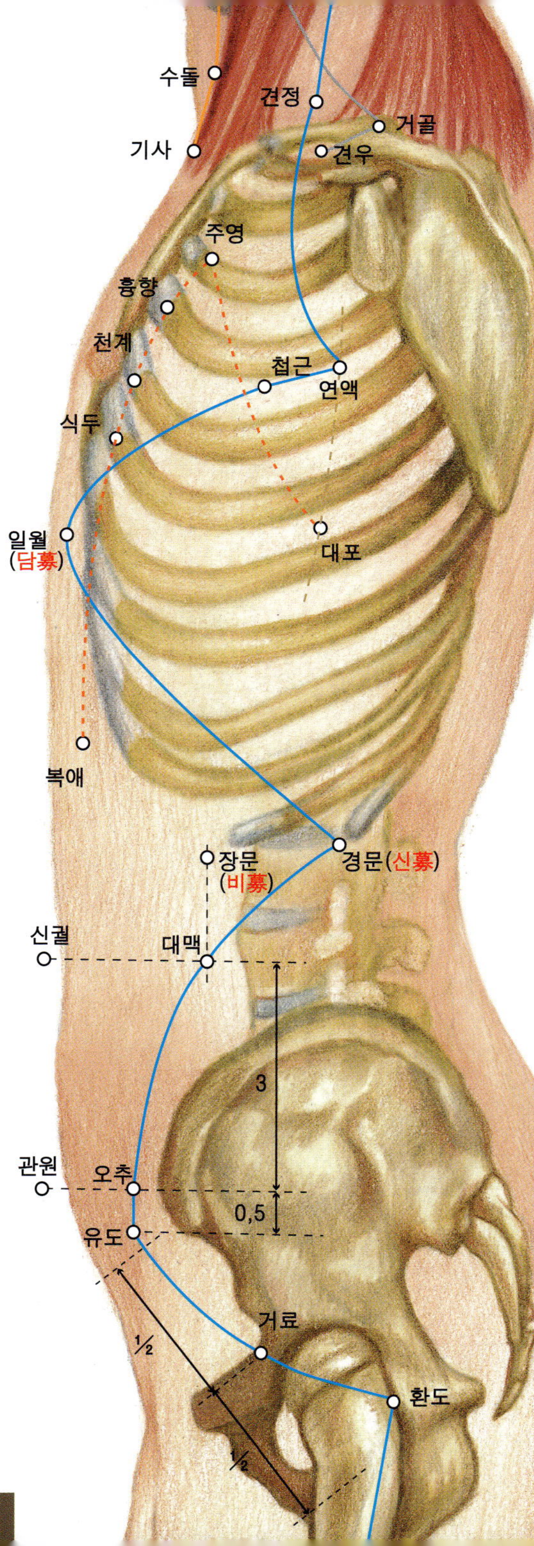

몸통 뒤의 경혈

몸통 뒷면 경혈의 치료범위

몸통 뒷면의 경혈은 그 인근 부위와 해당 부위의 신경과 연관되어 있는 조직 기관 장기들의 병을 치료하는데 쓴다.

상초부위(제7경추~제7흉추)

방광경이나 독맥 모두 폐, 기관지, 심장, 가슴의 병을 치료하는데 쓸 수 있다.

독맥 영대~대추 : 제7흉추 위쪽의 5혈은 뇌 및 폐의 병, 발열병, 척추와 등의 병 주치

방광경1선 대저~격유 : 가슴과 심폐질환 위주, 위장병

방광경2선 부분~격관 : 흉부와 폐 질환

소장경 견정~견중유 : 견갑의 병증

중초부위(제7흉추~제2요추)

간, 위, 비의 병과 발열을 치료할 수 있다.

독맥 현추~지양 : 제1요추에서 제7흉추까지 5혈은 뇌와 위장병 및 허리와 척추의 국소병 주치

방광경1선 간유~삼초유 : 위장질환, 간담질환 위주

방광경2선 혼문~황문 : 위장질환

하초부위(제2요추 아래)

콩팥, 방광, 대장, 남녀생식기의 병을 치료하는데 쓸 수 있다.

요통, 좌골신경통, 허리와 엉치와 다리의 신경장애 등에도 쓴다.

독맥 장강~명문: 미추에서 제2요추까지 4혈은 뇌와 장의 병, 생식비뇨질환 및 요추 국소병 주치

방광경1선 신유~회양 : 장 및 생식(生殖)비뇨(泌尿) 전음과 후음의 병

방광경2선 지실~질변 : 생식(生殖) 대소변 질환

모유배혈

질병장부	모혈	배유혈(위치)
폐의 병	중부	폐유(3흉추 하 옆 1.5촌)
심포의 병	전중	궐음유(4흉추 하 옆 1.5촌)
심의 병	거궐	심유(5흉추 하 옆 1.5촌)
간의 병	기문	간유(9흉추 하 옆 1.5촌)
담의 병	일월	담유(10흉추 하 옆 1.5촌)
비의 병	장문	비유(11흉추 하 옆 1.5촌)
위의 병	중완	위유(12흉추 하 옆 1.5촌)
삼초의 병	석문	삼초유(1요추 하 옆 1.5촌)
신의 병	경문	신유(2요추 하 옆 1.5촌)
대장의 병	천추	대장유(4요추 하 옆 1.5촌)
소장의 병	관원	소장유(1천공 하 옆 1.5촌)
방광의 병	중극	방광유(2천공 하 옆 1.5촌)

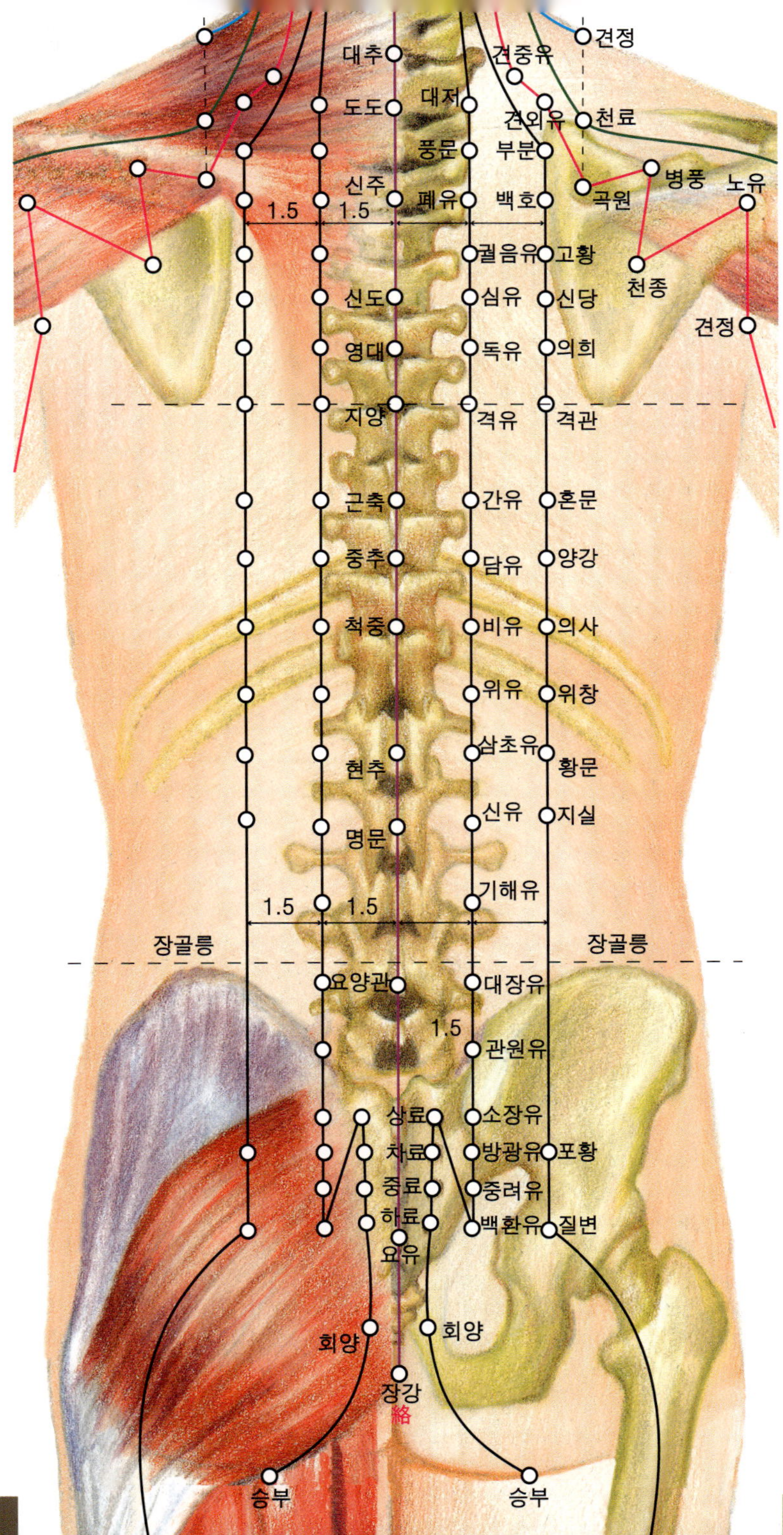

상지의 경혈

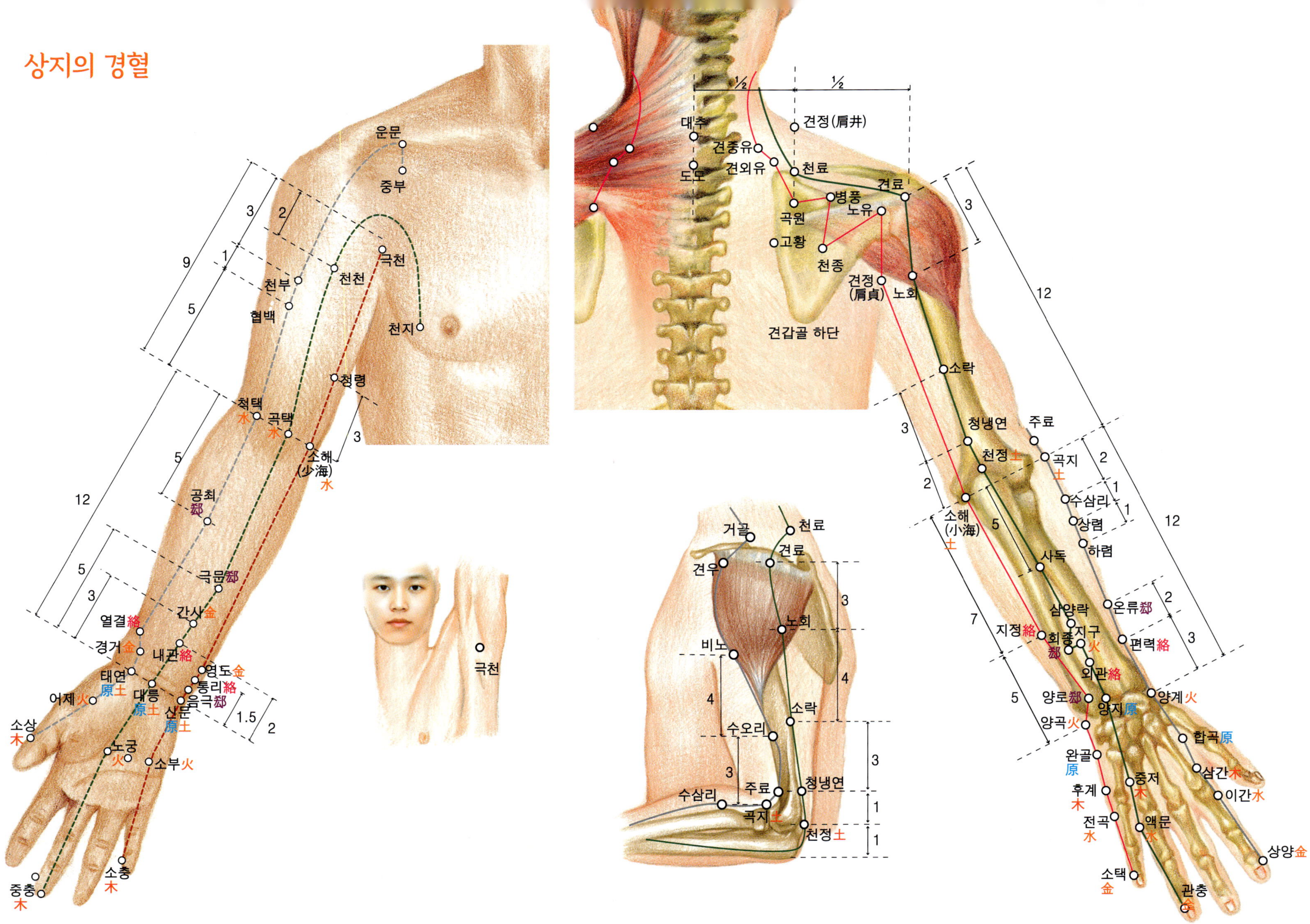

운문
중부
천부
협백
천천
극천
천지
청령
척택 水
곡택 水
소해 (少海) 水
공최 郄
극문 郄
간사 金
열결 絡
경거 金
내관 絡
태연 原 土
영도 金
통리 絡
음극 郄
대릉 原 土
신문 原 土
어제 火
소상 木
노궁 火
소부 火
중충 木
소충 木
대추
도도
견중유
견외유
견정 (肩井)
천료
견료
병풍
곡원
노유
고황
천종
견정 (肩貞)
노회
견갑골 하단
소락
청냉연
주료
천정 土
곡지 土
수삼리
상렴
하렴
소해 (小海) 土
사독
온류 郄
삼양락
지정 絡
회종 郄
지구 火
편력 絡
외관 絡
양로 郄
양지 原
양계 火
양곡 火
합곡 原
완골 原
후계 木
중저 木
삼간 木
이간 水
전곡 水
액문 水
상양 金
소택 金
관충 金
거골
견우
비노
수오리
½

하지의 경혈

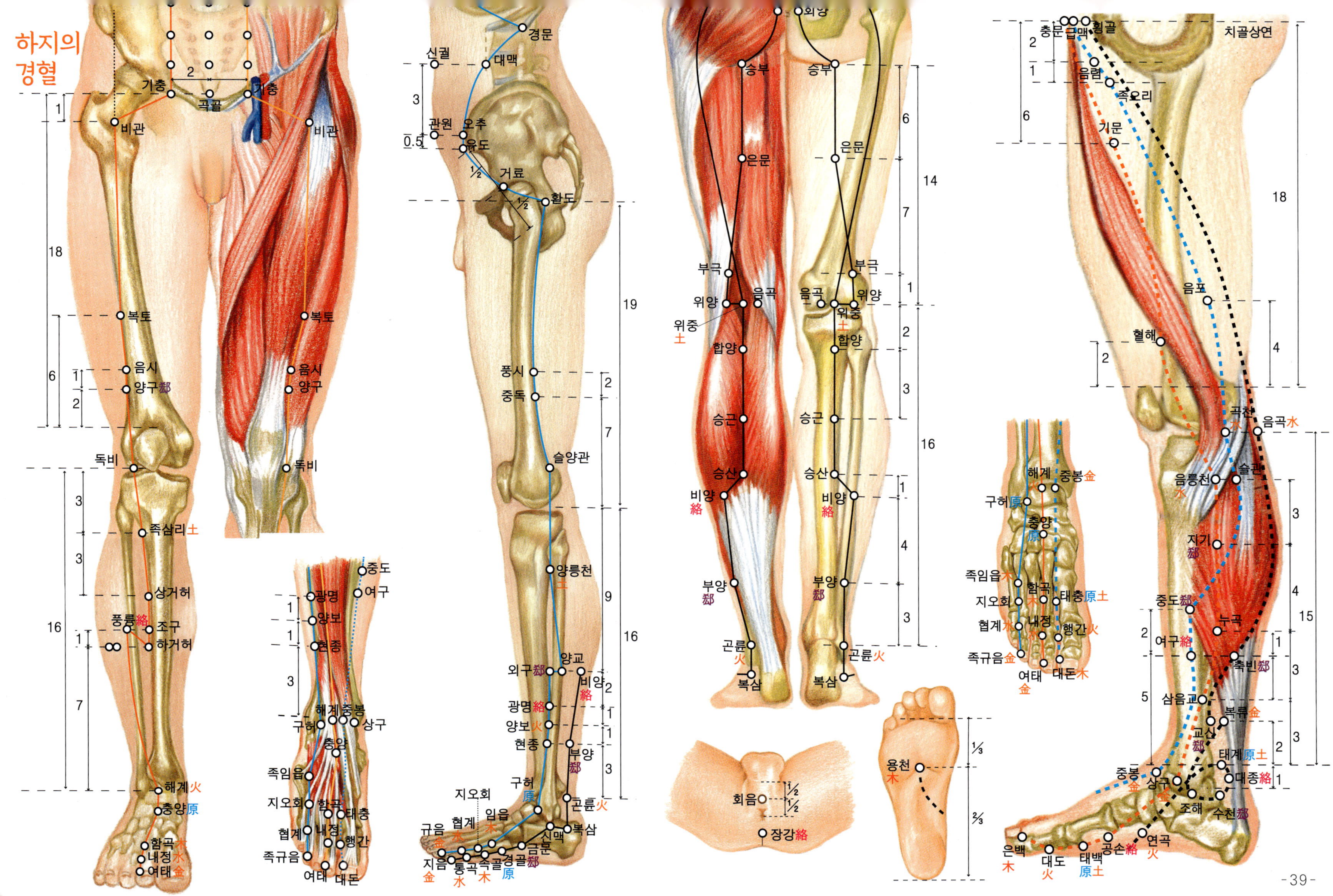

기충
곡골
비관
복토
음시
양구郄
독비
족삼리土
상거허
풍륭絡
조구
하거허
해계火
충양原
함곡木
내정水
여태金
중도
여구
광명
양보
현종
해계
중봉
상구
구허
족임읍
지오회
협계
족규음
대돈
행간
태충
경문
신궐
대맥
관원
오추
유도
거료
환도
풍시
중독
슬양관
양릉천土
외구郄
양교
비양絡
광명絡
양보火
현종
부양郄
곤륜火
복삼
신맥
금문郄
경골原
속골木
통곡水
지음金
규음金
협계木
지오회
임읍木
승부
은문
부극
위양
위중土
음곡
합양
승근
승산
곤륜火
회음
장강絡
용천木
충문
급맥
횡골
치골상연
음렴
족오리
기문
음포
혈해
곡천水
음곡水
슬관
음릉천水
지기郄
중도郄
누곡
여구絡
축빈郄
삼음교
복류金
교신郄
태계原土
대종絡
조해
수천郄
중봉金
상구金
연곡火
공손絡
태백原土
대도火
은백木

특정혈

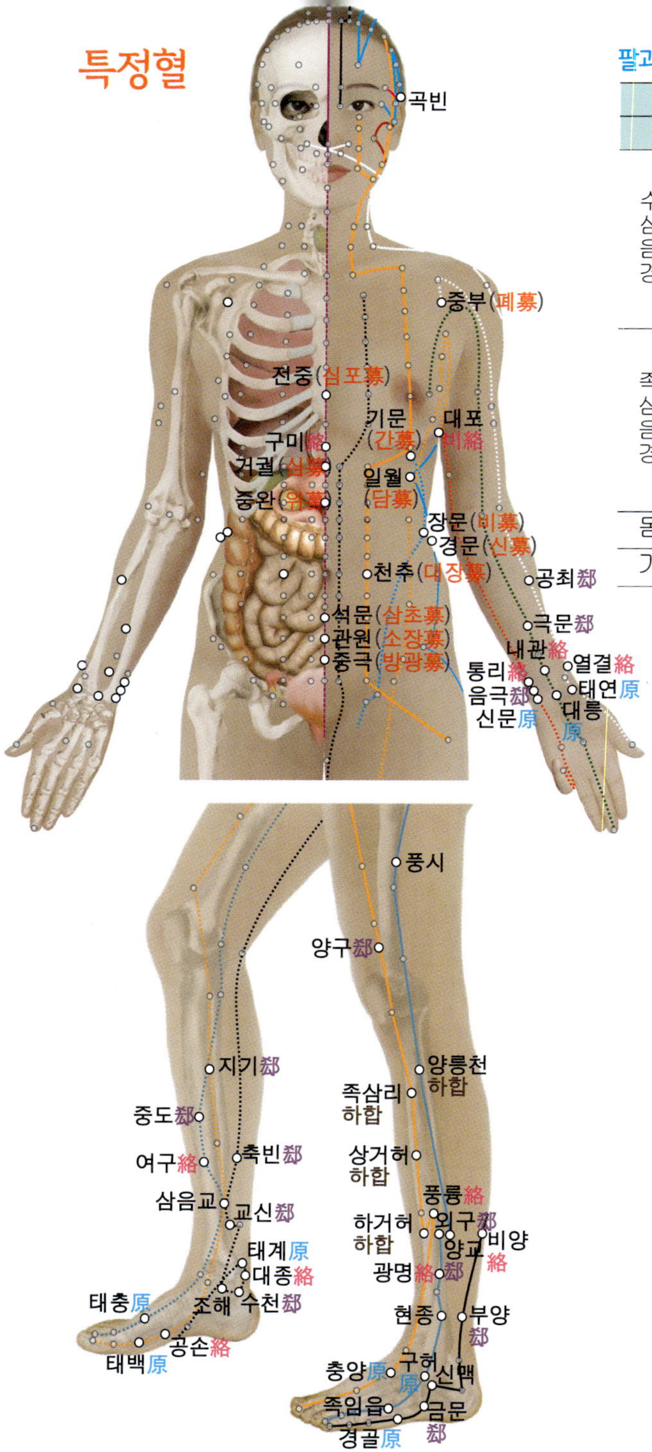

팔과 다리의 특정혈 : 원혈, 낙혈, 극혈, 육부하합혈

음 경		원혈	낙혈	극혈	양 경		원혈	낙혈	극혈	육부하합혈
수삼음경	수태음 폐 경	태연	열결	공최	수삼양경	수양명 대장경	합곡	편력	온류	상거허 (족양명위)
	수소음 심 경	신문	통리	음극		수태양 소장경	완골	지정	양로	하거허 (족양명위)
	수궐음 심포경	대릉	내관	극문		수소양 삼초경	양지	외관	회종	위양 (족태양방광)
족삼음경	족태음 비 경	태백	공손	지기	족삼양경	족양명 위 경	충양	풍륭	양구	족삼리 (족양명위)
	족소음 신 경	태계	대종	수천		족태양 방광경	경골	비양	금문	위중 (족태양방광)
	족궐음 간 경	태충	여구	중도		족소양 담 경	구허	광명	외구	양릉천 (족소양담)
몸통의 낙혈		대포(족태음비경), 구미(임맥), 장강(독맥)								
기경맥 극혈		교신(음교맥), 부양(양교맥), 축빈(음유맥), 양교(양유맥)								

팔맥교회혈과 주치

기경팔맥	경혈	소속 정경맥	치료범위
충맥	공손	족태음비경	심(心), 가슴(胸), 위(胃)
음유맥	내관	수궐음심포경	
독맥	후계	수태양소장경	눈 안쪽 모서리(目內眥), 목덜미, 귀, 어깨, 소장, 방광
양교맥	신맥	족태양방광경	
임맥	열결	수태음폐경	폐(肺), 인후, 가슴(胸)
음교맥	조해	족소음신경	
대맥	족임읍	족소양담경	눈 바깥 모서리(目外眥) 귀 뒤, 뺨, 목앞 , 어깨
양유맥	외관	수소양삼초경	

팔회혈과 주치

팔회(八會)		혈명	주치(主治)
장부	장회(臟會)	장문	오장의 병증
	부회(腑會)	중완	육부의 병증
기혈	기회(氣會)	전중	기병(氣病), 정서적 질환, 호흡기 질환
	혈회(血會)	격유	순환계 질환
근맥	근회(筋會)	양릉천	운동기계통 질환
	맥회(脈會)	태연	호흡기, 순환계 질환
골수	골회(骨會)	대저	뼈의 이상이나 질병
	수회(髓會)	현종	뼈와 골수(骨髓)의 병증

사관혈

합곡 수양명대장경 좌우
태충 족궐음간경 좌우

음양이총혈

합곡 주기(主氣),
삼음교 주혈(主血)

사총혈

열결 (수태음폐경) 머리, 목의 질환
합곡 (수양명대장경) 얼굴, 입의 질환
족삼리(족양명위경) 복부의 질환
위중(족태양방광경) 등, 허리

육총혈

합곡 구면(口面), **열결** 두항(頭項),
위중 요배(腰背), **족삼리** 복부(腹部),
내관 흉부(胸部), **지구** 흉협(胸脇)

중풍칠처혈

백회, 견정(肩井), 곡지
풍시, 족삼리, 현종, 곡빈

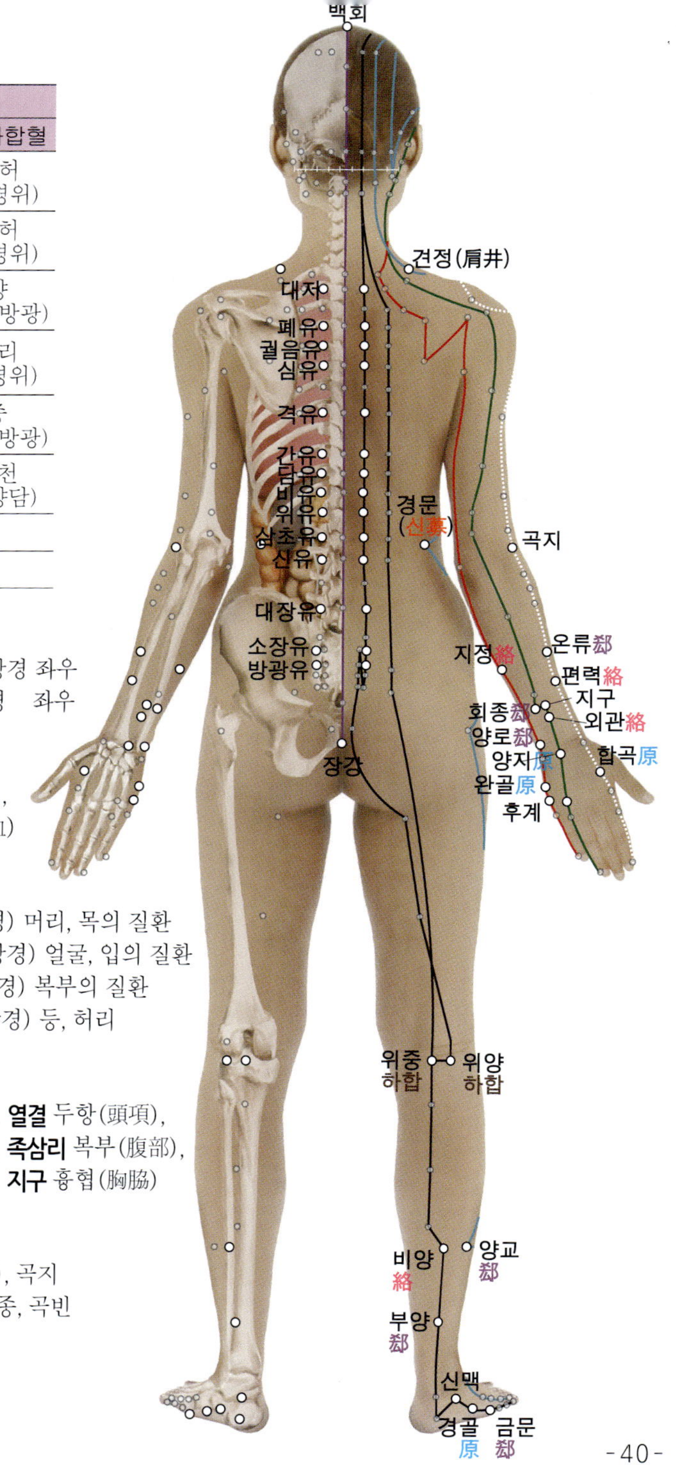

오행혈과 오행보사

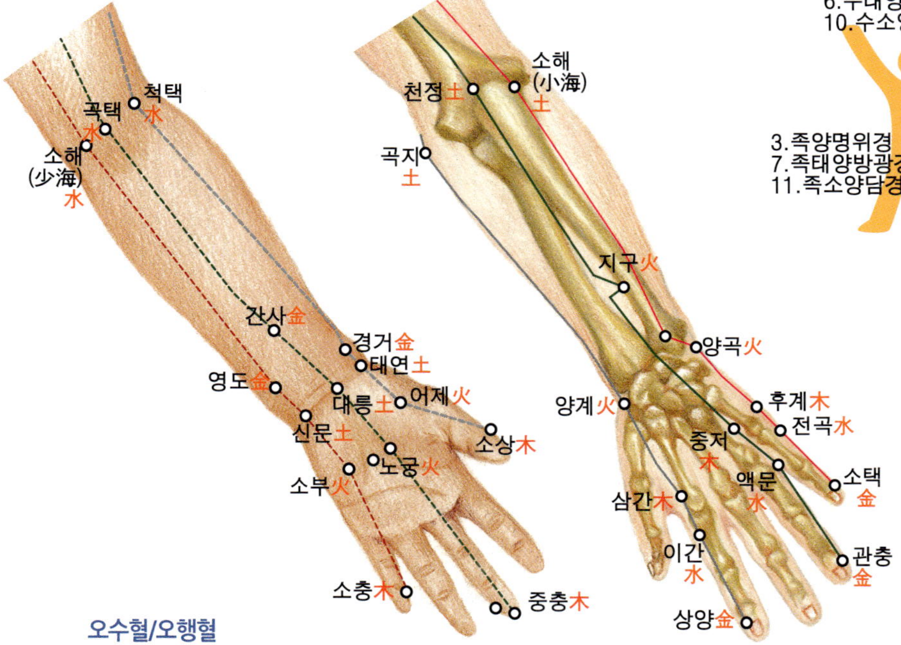

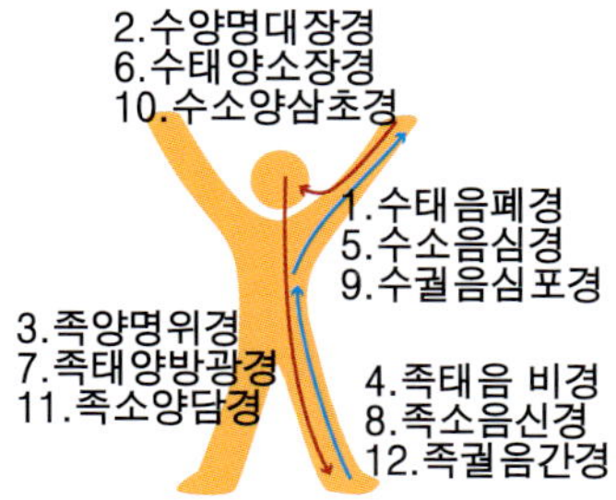

장부허실에 따른 오행혈 보사

장부	허증(虛症)▶정격(正格): 보(補)법				실증(實症)▷승격(勝格): 사(瀉)법			
	보(補)		사(瀉)		보(補)		사(瀉)	
	자경	타경	자경	타경	자경	타경	자경	타경
폐	태연土	태백土	어제火	소부火	어제火	소부火	척택水	음곡水
대장	곡지土	삼리土	양계火	양곡火	양계火	양곡火	이간水	통곡水
위	해계火	양곡火	함곡木	족임읍木	함곡木	족임읍木	여태金	상양金
비	대도火	소부火	은백木	대돈木	은백木	대돈木	상구金	경거金
심	소충木	대돈木	소少해水	음곡水	소少해水	음곡水	신문土	태백土
소장	후계木	족임읍木	전곡水	통곡水	전곡水	통곡水	소小해土	삼리土
방광	지음金	상양金	위중土	삼리土	위중土	삼리土	속골木	족임읍木
신	복류金	경거金	태계土	태백土	태계土	태백土	용천木	대돈木
심포	중충木	대돈木	곡택水	음곡水	곡택水	음곡水	대릉土	태백土
삼초	중저木	족임읍木	액문水	통곡水	액문水	통곡水	천정土	삼리土
담	협계水	통곡水	족규음金	상양金	족규음金	상양金	양보火	양곡火
간	곡천水	음곡水	중봉金	경거金	중봉金	경거金	행간火	소부火

오수혈/오행혈

오수(五輸)		정(井)	형(滎)	수(輸)	경(經)	합(合)
음경	오행	목木	화火	토土	금金	수水
수삼음경	수태음 폐경	소상	어제	태연	경거	척택
	수소음 심경	소충	소부	신문	영도	소少해
	수궐음 심포경	중충	노궁	대릉	간사	곡택
족삼음경	족태음 비경	은백	대도	태백	상구	음릉천
	족소음 신경	용천	연곡	태계	복류	음곡
	족궐음 간경	대돈	행간	태충	중봉	곡천
양경	오행	금金	수水	목木	화火	토土
수삼양경	수양명 대장경	상양	이간	삼간	양계	곡지
	수태양 소장경	소택	전곡	후계	양곡	소小해
	수소양 삼초경	관충	액문	중저	지구	천정
족삼양경	족양명 위경	여태	내정	함곡	해계	족삼리
	족태양 방광경	지음	족통곡	속골	곤륜	위중
	족소양 담경	족규음	협계	족임읍	양보	양릉천

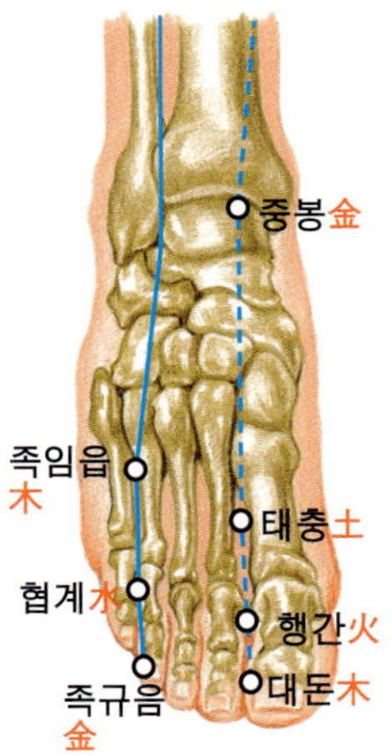

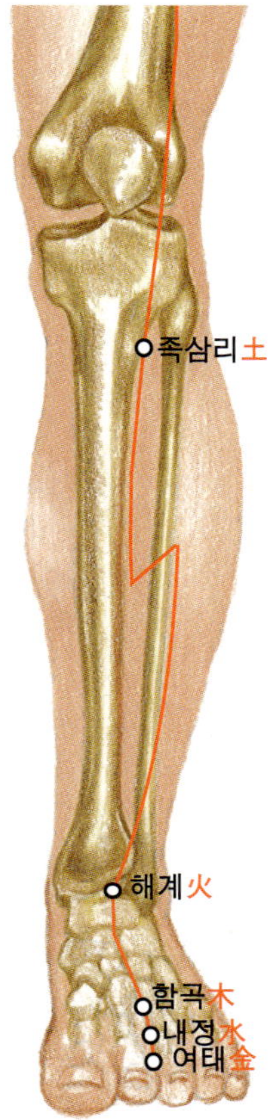

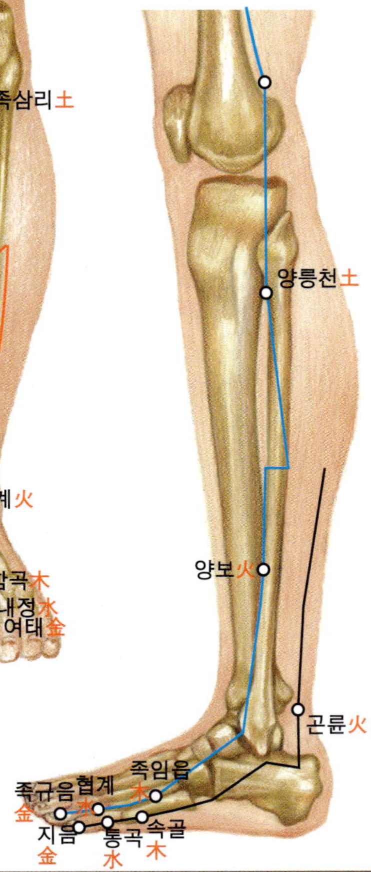

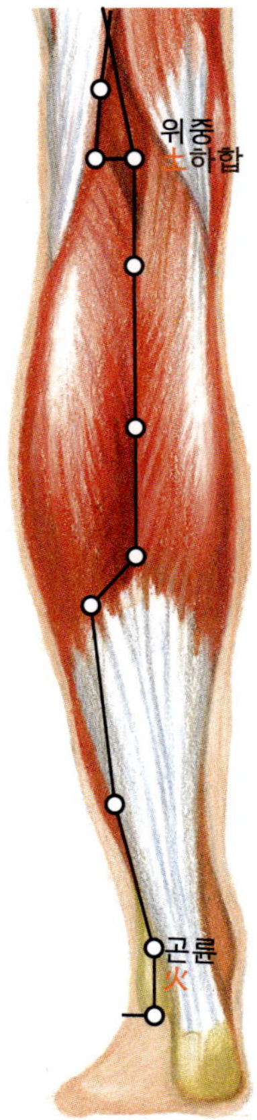

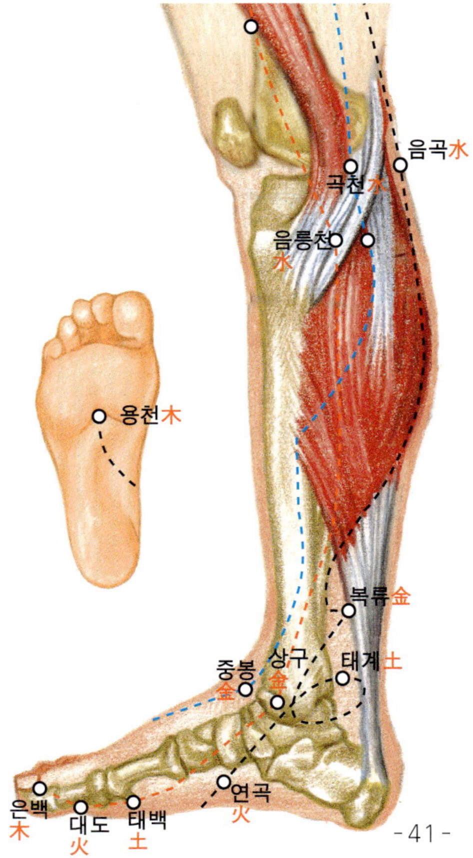

머리와 얼굴의 경외기혈

인당(印堂) 두 눈썹머리 연결선의 중간점.
두통, 어지럼증, 중풍, 치통, 비염, 축농증, 요통, 정신질환.
어요(魚腰) 눈동자의 수직선 위, 눈썹이 난 한 가운데.
눈꺼풀떨림, 눈꺼풀덮힘, 결막염, 전두통, 각막염.
구후(球後) 눈구멍 테두리뼈의 아랫기슭 바깥쪽으로부터 1/4 지점.
시력장애, 눈신경염, 눈의 여러 질환.
상영향(上迎香) 코 옆 八字 모양의 홈(비순구)의 위쪽 끝.
축농증, 코의 종기.
협승장(俠承漿) 승장 양 옆 1촌의 오목한 곳.
얼굴삼차신경통, 잇몸염
사신총(四神聰) 백회의 전후좌우 각 1촌.
두통, 어지럼증, 간질, 히스테리, 신경쇠약, 수면장애,
뇌진탕 후유증, 뇌빈혈, 건망증, 의식을 각성시키는 혈.
당양(當陽) 눈동자에서 곧바로 올라가 머리털이 돋은 경계에서 1촌 위.
풍증으로 어지럽고 갑자기 정신을 잃었을 때, 코막힘, 이하선염.

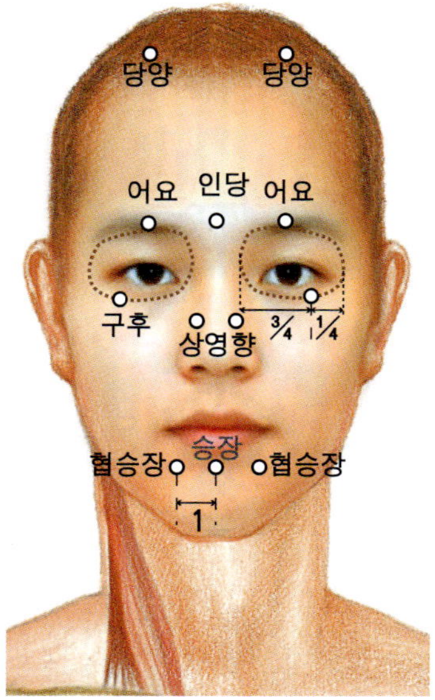

후항(後項) 대추 위 2촌, 제 3~4경추 극상돌기 사이.
감기 초기 오싹오싹 춥고 떨릴 때.
백로(百勞) 대추 위 2촌에서 양옆 1촌.
목임파선염, 폐결핵, 목부위 근육강직, 백일해,
출산후 전신통(産後全身痛).
통혈(通穴) 제5~6경추 극상돌기 사이에서
양 옆으로 1촌 되는 곳.
상박신경총염, 팔의 마비나 통증.
숭골(崇骨) 제6경추 극돌기 아래.
기관지염, 백일해, 말라리아, 감기.
정천(定喘) 일명 천식혈. 대추 양 옆 1촌(0.5촌이라고도 함).
기관지염, 기관지천식, 잔등통증, 팔통증,
잘못된 잠 자세로 목이 안 돌아갈 때.

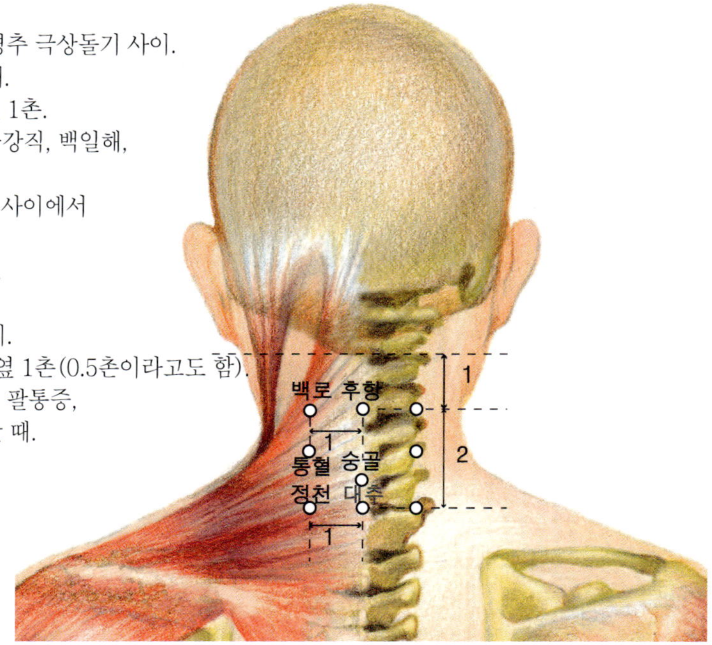

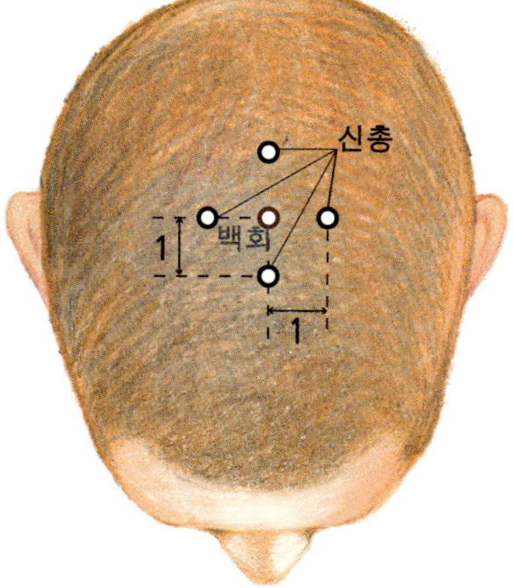

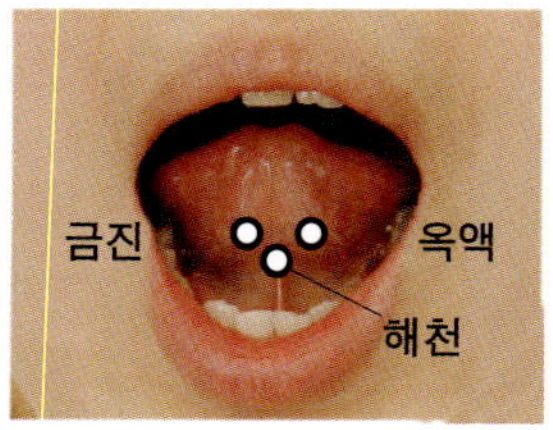

금진(金津) **옥액**(玉液) 혀를 위로 말아올린 뒤 혀 아래 양쪽의 정맥.
왼쪽이 금진 오른쪽이 옥액.
혀가 뻣뻣함, 혀가 붓는 것, 입안이 헌것, 당뇨병, 구토, 설사, 언어장애.
해천(海泉) 별명은 귀봉(鬼封). 혀 아래 금진과 옥액의 가운데서 약간 아래.
주치는 금진 옥액과 동일함

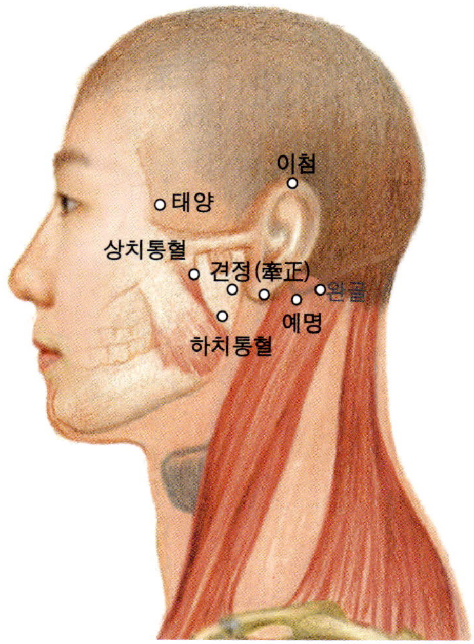

견정(牽正) 귓밥 앞 0.5촌, 귓밥 중점과 수평.
얼굴신경마비.
예명(翳明) 흉쇄유돌근 연결부분, 유양돌기 아래에서 예풍 뒤 1촌.
비타민A결핍증, 근시, 노안(老眼), 녹내장, 백내장.
* 백내장(白內障) : 눈의 수정체가 혼탁해져 시력이 떨어지는 병.
이첨(耳尖) 귀를 접어서 맨 위쪽으로 뾰족한 곳.
결막염, 각막염, 해열(解熱).
태양(太陽) 눈꼬리와 눈썹 중간에서 약 1촌 뒤 오목한 곳.
편두통, 감기두통, 고혈압, 결막염.
상치통혈(上齒痛穴) 관골궁 가장 도드라진 곳에서 곧바로 0.5촌 정도 위.
상치통, 삼차신경2지통,
하치통혈(下齒痛穴) 하악각으로부터 손가락 한마디 너비 정도 뒤 위쪽으로
올라가서 아래턱뼈의 뒤에서 힘살이 만져지는 곳.
아랫니가 쑤시는 증상, 치주위염, 중이염.

몸통부위 경외기혈

제사변(臍四辯) 배꼽 상하 좌우 각 1촌.
복통, 설사, 간질.
삼각구(三角灸) 환자의 입 넓이 길이를 한 변으로 하는 정삼각형을 만들어 그 꼭지점을 배꼽 중심에 대고 밑변이 수평으로 될 때 두 각이 닿는 곳.
위경련, 만성장염, 불면증, 냉증.
자궁(子宮) 임맥의 중극혈에서 양옆으로 3촌 되는 곳.
월경병, 자궁출혈, 자궁염, 자궁하수, 대하, 맹장염, 고환염. 불면증,

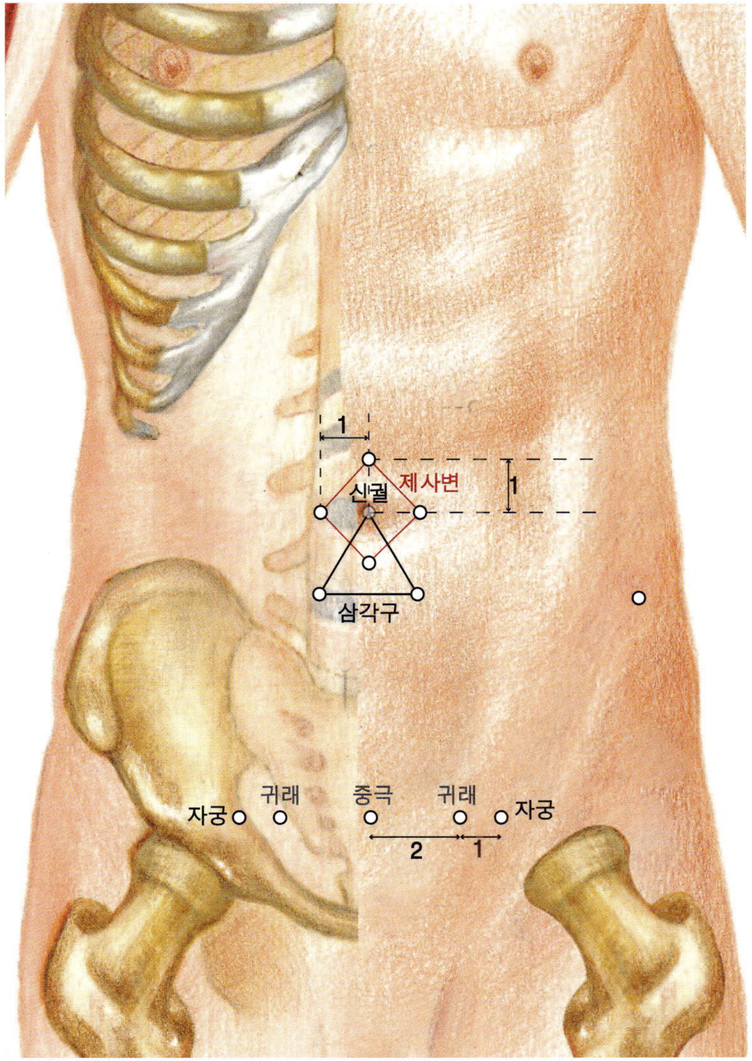

갑봉(胛縫) 견갑골 위 끝(상갑봉)와 아래 끝(하갑봉)의 안쪽 기슭 좌우 각 2개씩. 어깨통증에 쓴다.
거궐유 제4흉추극돌기 아래 오목한 곳.
심장질환, 호흡기 질환
췌유(膵兪) 제8흉추에서 양방 1.5촌.
당뇨병, 구역질, 복통, 췌장염.
사화(四花) 제3흉추, 제5흉추 극돌기 아래에서 양방 1.5촌, 즉 방광경의 폐유와 심유에 해당하는 4개의 경혈.
기관지염, 기관지천식, 폐결핵, 폐기종, 허약체질.
기죽마(騎竹馬) 제9흉추 극돌기 아래에서 바깥쪽 약 1촌.
여러가지 곪는 병, 각종 피부 화농성 질병 특히 헌데, 종기, 급성 충수염, 급성 유선염, 폐농양, 경부 림프절 결절, 피부 악창에 쓴다. 침은 놓지 않고 뜸을 뜬다.
접척 (接脊) 일명 접골(接骨). 제12흉추극돌기 아래 오목한 곳.
척추 및 척수의 질환, 요통, 전간, 소화불량, 소아 복부질환(하리, 탈항)
비근(痞根) 제1요추 극돌기 아래 현추에서 양옆 3.5촌.
위경련, 위확장증, 위하수, 식욕부진, 대장염, 요통, 위통, 간과 비장이 붓고 커진 증상.
하극유(下極兪) 제3요추 극돌기 아래 오목한 곳.
요통, 하리, 복부질환, 하복부 냉증, 생식기질환
십칠추하(17椎下) 제5요추 극돌기 아래.
요통, 다리통증, 야뇨증, 소변장애, 생리통.
요안(腰眼) 엎드렸을 때 생기는 오목한 곳, 제4요추 아래 양옆 3.5촌.
월경불순, 야뇨증, 방광염, 치질, 당뇨병, 고환염.
요기(腰奇) 꼬리뼈 끝에서 위로 2촌. 간질에 쓴다.
화타협척혈(華陀夾脊穴) 제1흉추 극돌기 아래서 제5요추 아래 극돌기까지 각 극돌기 아래 양 옆으로 0.5촌.
현재는 경추에서 천추까지 포함.
각각의 척추에 해당하는 장부의 질병 및 관절병증을 치료함.
흉부 윗부분의 협척혈은 심폐의 질병 및 팔의 통증,
흉부 아랫부분의 협척혈은 위와 장의 병증,
허리 부위의 협척혈은 허리, 복부, 다리의 병증.

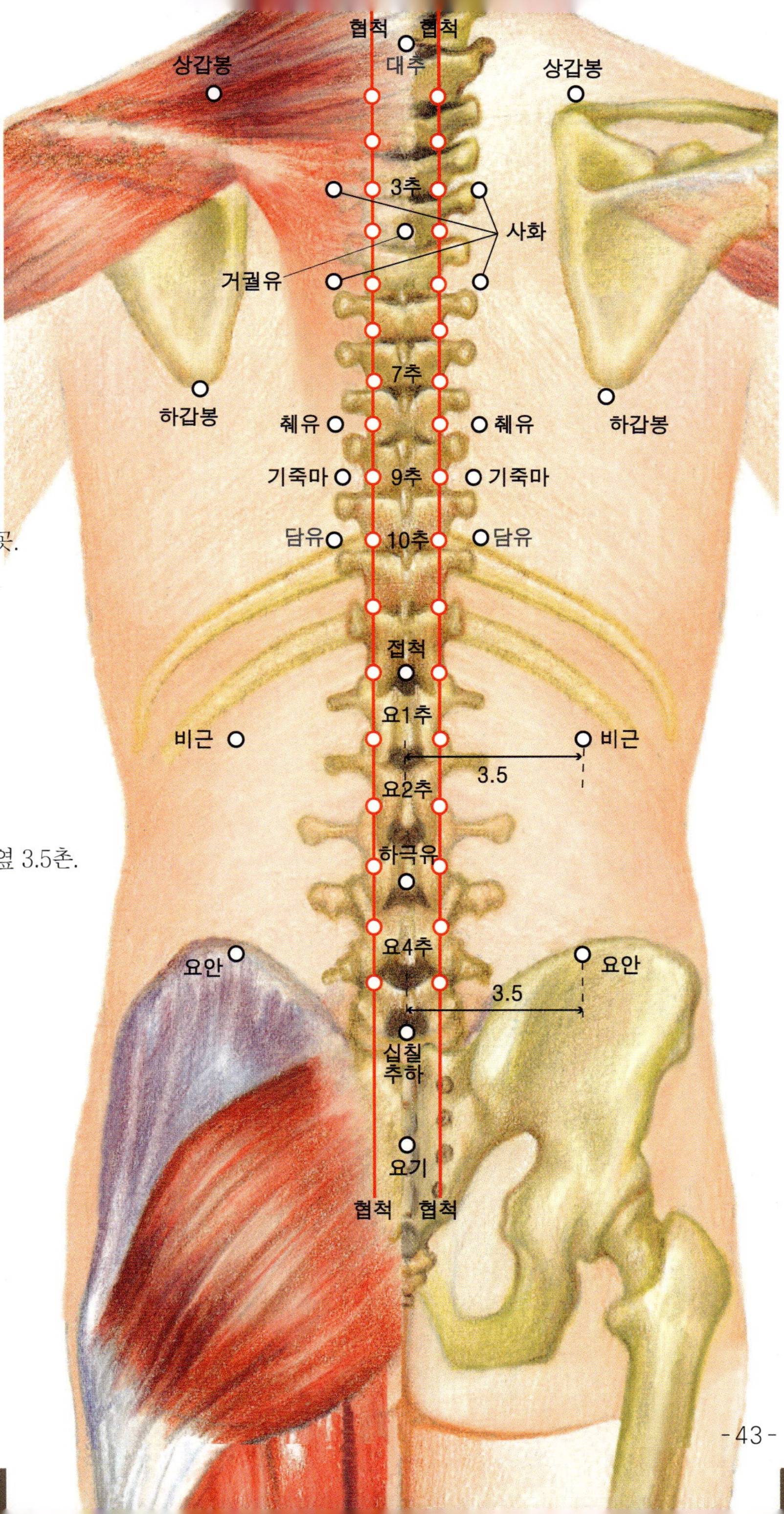

상지의 경외기혈

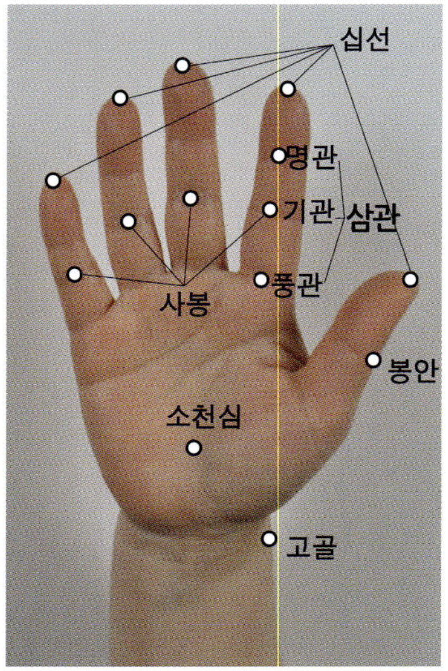

십선(十宣) 열 손가락 손톱 끝에서 손바닥 쪽으로 0.1촌.
편도선염, 구토, 설사, 각궁반장, 고혈압, 손가락마비, 고열, 기절시 구급혈.
봉안(鳳眼) 엄지손가락 관절을 구부렸을 때 가로금 끝의 적백육제.
야맹증, 손가락운동장애.
사봉(四縫) 손바닥 쪽 둘째~새끼손가락 관절의 안쪽 가로금 중앙.
소아영양실조증, 소아회충증, 소아식체, 백일해.
삼관(三關 명관 기관 풍관) 손바닥 쪽 둘째 손가락의 밑에서부터
첫째 가로금이 풍관(風關),
둘째 가로금이 기관(氣關), 마지막 가로금이 명관(命關).
소아경기.
고골(高骨) 손목 요골경상돌기의 가장 튀어나온 곳.
손목에 생긴 병.
소천심(小天心) 손목의 대릉혈에서 손바닥 안으로 1.5촌 들어간 곳.
심장질환, 고열혼미(高熱昏迷), 배뇨장애.

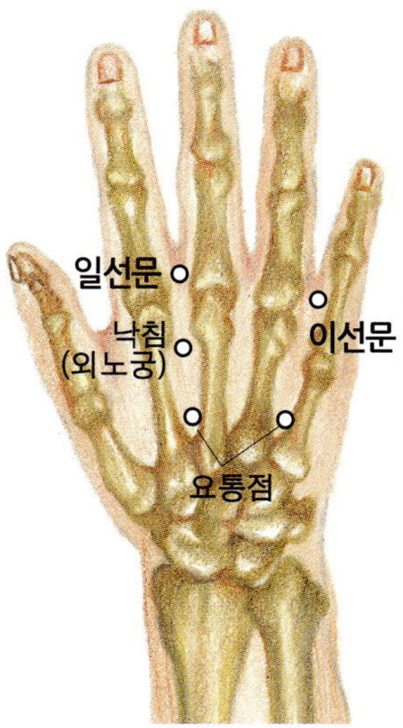

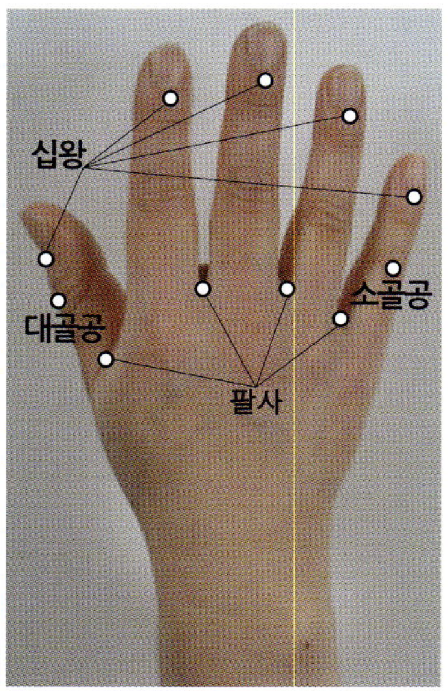

십왕(十王) 손톱 뿌리의 정중앙에서 손목 쪽으로 0.1촌 들어간 곳.
일사병(日射病), 급성위장염.
팔사(八邪) 손등 쪽 다섯 개의 손가락 사이의 좌우 각 4개씩.
손등의 병, 치통, 말라리아, 고열.
소골공(小骨空) 손등 쪽 새끼손가락 관절의 가로금 중앙.
결막염, 눈꺼풀염증, 눈물샘염증, 눈의 여러 질환.
대골공(大骨空) 손등 쪽 엄지손가락 관절 가로금 중앙.
눈의 여러 질환, 구토, 설사.

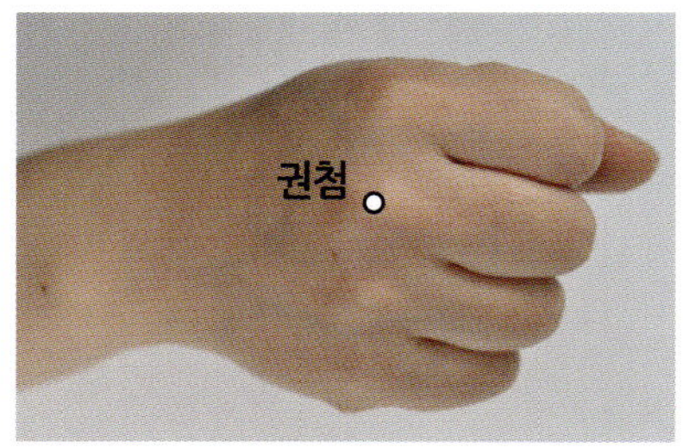

요통점 또는 요안점(별명 위령威靈, 정령精靈)
손등에서 손목 쪽으로 둘째와 셋째손몸뼈 사이(위령)와
넷째와 다섯째 손몸뼈 사이(정령).
급성요통, 염좌, 건초염, 류마티즘,
기절시 구급혈, 두통, 귀울림, 손등 통증, 소아경기.
외노궁(外勞宮) 손등의 둘째와 셋째 손바닥뼈 사이로 노궁(勞宮)과 상대되는 곳.
손등 부종, 손가락 안 펴짐, 손바닥마비, 소아경기, 소화불량, 구토, 설사

일선문(一扇門), **이선문**(二扇門)
둘째와 셋째 손가락이 갈라졌다 붙는 사이가 일선문,
넷째와 새끼손가락 사이는 이선문.
열이 있는데 땀이 나지 않는 것, 눈의 여러 질환.

권첨(拳尖) 주먹을 쥐었을 때 손등 쪽 가장 튀어나온 가운데 손가락뼈.
눈의 여러 질환, 인후염.

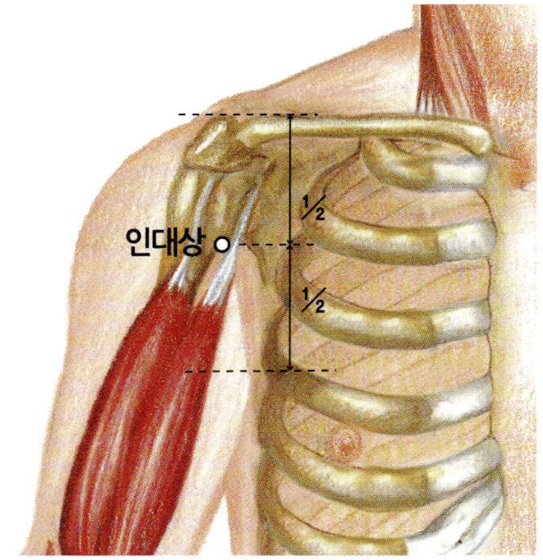

능동상 견봉끝과 겨드랑이의 뒤에 생기는 금 끝을 연결한
선의 중간점으로부터 두 손가락 너비 바깥쪽.
견관절주위염, 상박 신경총염, 상지 마비 또는 통증 등.
인대상 쇄골 아래 오훼돌기와 겨드랑이 앞금 끝을
연결한 선 중간점으로부터 두 손가락 너비 바깥쪽 압통부위.
견관절주위염, 상박 신경총염, 팔의 마비 및 통증.

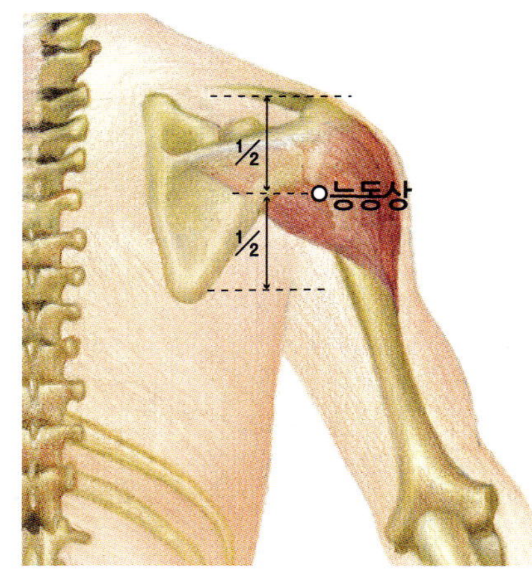

하지의 경외기혈

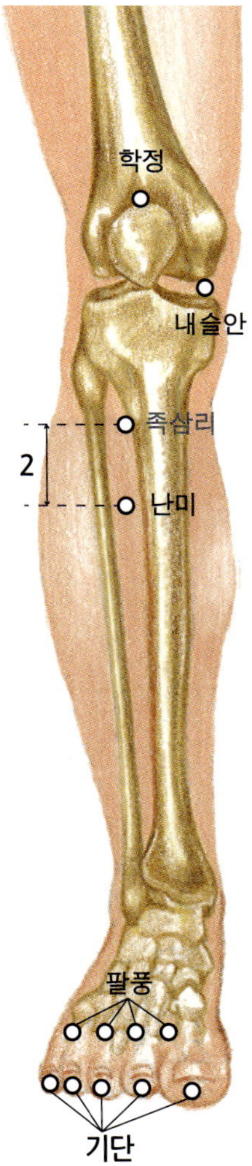

학정(鶴頂) 무릎뼈 위의 중간 오목한 곳.
무릎관절통, 다리마비, 다리무력증.
난미혈 또는 충수혈(蟲垂穴) 족삼리 수직 아래 약 2촌, 눌러서 아픈 곳.
급만성 맹장염.
팔풍(八風) 발등 쪽 좌우 열 발가락 사이로 발몸뼈머리 사이에 있는 8개의 혈.
두통, 위통, 월경불순, 말라리아, 발등통증.
슬안(膝眼) 무릎뼈 아래 오목한 곳으로 안쪽은 내슬안, 바깥은 외슬안.
무릎관절통, 각기병, 반신마비.
기단(氣端) 발톱 끝에서 발바닥 쪽으로 0.1촌.
각기병, 발가락마비, 발등통증, 기절시 구급혈.

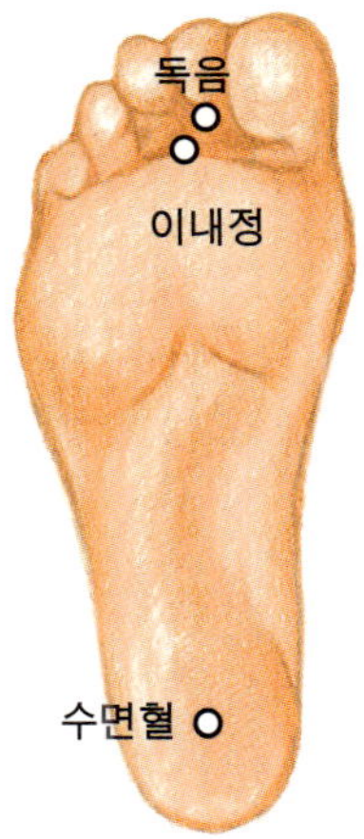

능동하 환자가 모로 누운 상태에서 고관절 및 슬관절을 각 90도로 굽힐 때 대전자 돌출부 2촌 아래서 다시 뒤로 2촌 들어가 우묵한 곳.
좌골신경통, 하지마비, 반신 불수 등.
인대하 대전자 끝 2촌 아래서 다시 앞으로 2촌 우묵한 곳
좌골신경통, 하지마비, 반신 불수.
담낭점(膽囊點) 양릉천 아래 약 1촌에 위치하며, 누르면 압통이 뚜렷한 곳.
담낭염, 담석증, 흉협통, 하지통, 하지마비
백충와(百虫窩) 다리 안쪽 무릎 위, 비경(脾經)의 혈해 수직 위로 1촌.
급만성 두드러기, 습진, 피부가려움증.

이내정(裏內庭) 발등의 내정과 반대되는 발바닥 쪽의 둘째와 셋째 발가락 사이.
소화기질병, 급성위통, 식중독, 소아경기, 간질, 발가락통증.
독음(獨陰) 두번째 발가락 밑마디 아래의 가로금. 또는 두번째 발가락 가운데 마디 가로금.
가슴과 배가 아픈 것, 산기로 아파서 죽을 것 같은 것 치료.
남자는 왼쪽, 여자는 오른쪽에 뜸 5장.
수면혈(睡眠穴) 실면혈 혹은 잠혈이라고도 함.
발바닥의 세로 정중선에서 발 뒤꿈치쪽의 약간 안쪽과 안쪽 복사뼈를 이어서 만나는 점, 뒤꿈치의 중심.
불면증, 꿈많음.

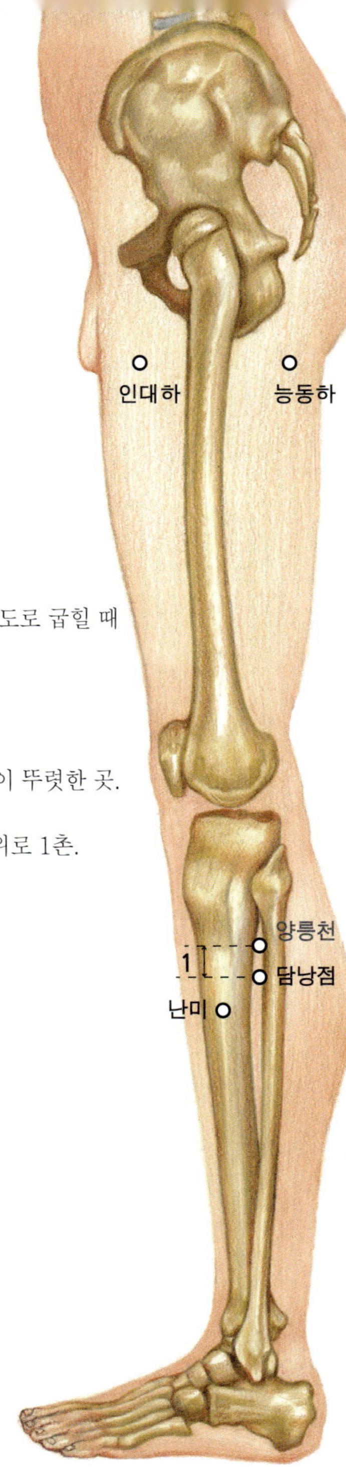

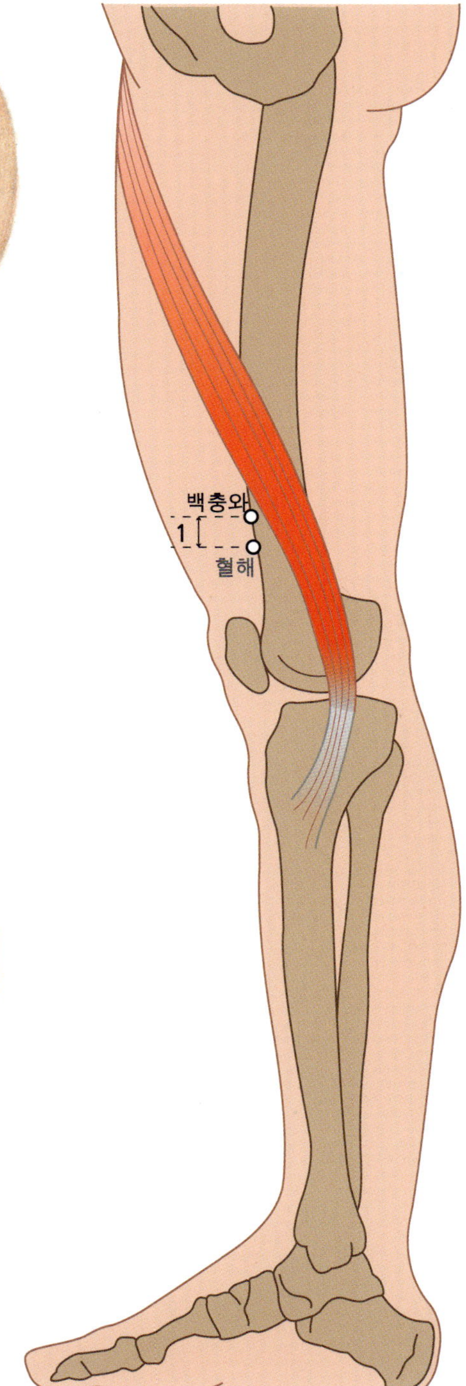

※부록 이침혈과 주치증

1. 이륜(耳輪) 이륜각(耳輪脚)
이중耳中 딸꾹질, 가려움증, 소아유뇨, 각혈, 출혈성 질병
직장 내치핵, 외치핵, 대변실금, 탈항, 치질
요도 요도염, 요도협착, 빈뇨, 요급, 요통, 요저류
외생식기 귀두염, 음낭습진, 발기부전, 고환염, 부고환염, 외음부가려움증, 요도염
이첨 발열, 고혈압, 급성 결막염, 맥립종, 치통, 실면
간양 만성간염
귓바퀴 1,2,3,4,5,6 편도 및 기관지감염, 해열, 혈압강하

2. 이륜와(耳輪窩): 팔에 해당.
손가락 염좌 마비 등 손가락 관절의 질병
풍계 심마진, 피부 가려움증, 과민성 비염, 효천
손목 건초염 등 손목 관절의 질병
팔꿈치 주관절의 염좌 및 염증, 주관절통
어깨 견관절주위염, 어깨통증
어깨관절 견갑관절염좌, 견갑관절주위염
쇄골 견관절주위염, 목 어깨 잔등부위의 통증

3. 삼각와(三角窩) : 골반, 내부 생식기에 해당
자궁紫宮 **정궁**精宮 골반강염, 자궁내막염, 부정자궁출혈 월경부조, 이슬, 산후배앓이, 고환염, 부고환염
신문神門 진정작용, 각종 질병의 진통 및 소염작용. 신경과민, 실면, 다몽, 전간, 신경쇠약, 기관지천식, 고혈압

4. 대이륜(對耳輪) : 목 및 몸통과 다리에 해당
갑상선 갑상선 기능항진, 갑상선 기능감퇴
경추 경추의 통증, 낙침
흉추 가슴 잔등 부위의 염좌 및 통증
요추 여러 원인의 허리통증 등 요추의 병
무릎 슬관절 통증 등 무릎의 질병
발목 족관절의 염좌나 염증 등 족과절 주위 병증
발꿈치 발뒷축 통증
발가락 발가락 염좌, 말초혈관순환장애, 발가락동통
목 낙침, 경추동통, 갑상선기능항진 등 목의 질병
가슴 가슴통증, 늑연골염, 가슴답답증 등 가슴의 병
배(복腹**)** 복통, 복부창만, 장염, 변비, 생리통
엉덩이 좌골신경통, 둔근막염
좌골 좌골신경통, 하반신마비, 소아마비 후유증
교감 자율신경기능장애, 위장경련, 담 및 요관결석, 어린이 침흘림, 위십이지장궤양이나 효천 등으로 인한 내장 통증, 위산과다, 정맥염, 대동맥염, 다한증, 지루성 탈모 및 피부염 등

5.대이주(對耳柱) : 머리와 뇌에 해당.
뒷머리 메니에르증후, 멀미 등 어지럼증, 진정 진통 지토 작용, 후궁반장, 아관긴급, 항부강직, 기운목, 배멀미, 두훈 두통, 전간, 효천, 신경쇠약
정수리 정수리 탈모, 신경쇠약 등
이마 신경쇠약, 이마 통증, 코안염, 불면, 다몽, 편두통, 두훈
뇌 뇌성질병, 소뇌성 실조증, 소아지능저하증, 야뇨증
뇌간 경련, 항부강직, 후궁반장, 뇌진탕 후유증, 현훈, 후두통, 정신안정
평천(대병첨) 기관지천식, 피부소양증. 해열 소염 진정 진통작용

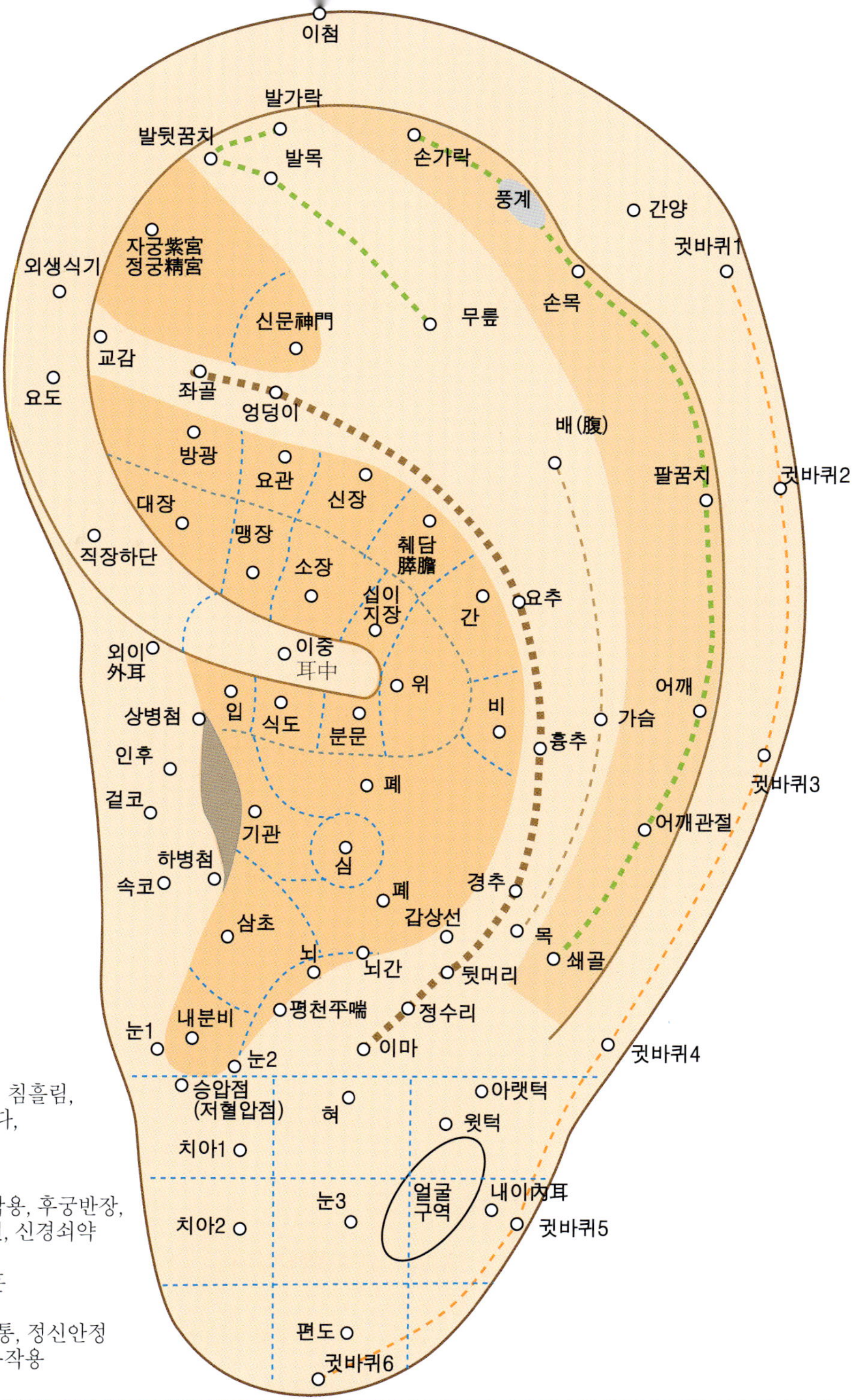

6. 이갑강(耳甲腔): 입 식도 및 흉복강과 내분비계에 해당
입 구강염, 치주염, 설염, 얼굴마비
식도 식도염, 식도경련, 매핵기
분문 분문부 질병, 메스꺼움, 신경성구토
위 위경련, 위염, 위궤양, 소화불량, 위산과다, 메스꺼움, 오심구토, 이마 통증
십이지장 십이지장궤양, 유문경련, 복창, 복통
소장 소화불량, 헛배부름, 설사, 변비, 젖부족 등
맹장 충수염
대장 대장염, 충수염, 변비, 설사, 소화불량, 치질
기관 기관지염, 기관지천식, 기관지확장증
심心 심장기능장애, 흉통, 불면, 건망증, 정신병 등 심계항진, 부정맥, 심교통, 무맥증, 신경쇠약
폐 기관지염, 해수, 도한, 자한, 인후염, 비염
비脾 소화불량, 위염, 위 및 십이지장궤양, 복창, 변비, 식욕부진, 기능성 자궁출혈, 대하과다, 내이성 현훈
간 간 및 담도 질병. 간염, 빈혈, 눈병, 근무력증, 어지럼증, 월경부조, 옆구리 통증, 고혈압
췌 담 췌장염, 담낭염, 담석증, 담도회충증, 편두통, 대상포진, 중이염, 이명, 황달
신腎 신장염, 신우염, 방광염, 발기부전, 유정, 월경부조, 유뇨, 변비, 요통, 이롱, 이명, 신경쇠약
요관 요관결석
방광 방광염, 신우체신염, 전립선염, 빈뇨, 요실금, 유뇨, 요통, 좌골신경통, 수면장애 등
내분비 류마티스, 피부병, 혈액병, 월경부조, 갱년기 증상, 생식기계 질환, 갑상선 등 내분비 장애
삼초 비뇨기계 소화기계 질병, 헛배부름, 부종, 변비, 복막염, 상지외측통증, 수종, 이명, 당뇨

7. 이수(耳垂) : 얼굴에 해당.
눈1,2 녹내장, 시신경염 등 여러 가지 눈병
눈3 급성결막염 눈다래끼, 난시 등 눈병
승압점 저혈압 혈압의 정상화
치아1,2 치통, 발치시 마취
혀 설염, 구강염
얼굴구역(뺨) 미용혈. 삼차신경통, 안면신경마비, 안면근육경련, 이하선염, 얼굴피부병.
윗턱 하악임파절염, 하악관절탈구, 발치시 마취
아래턱 하악임파절염, 하악관절탈구, 발치시 마취
편도 편도선염, 인후염

8. 이주(耳柱)
외이 외이도염, 중이염, 이명
상병첨 인두염, 비염 등
인후 인후염, 목이쉴 때, 편도선염, 실어, 효천
겉코外鼻 주사비, 코뾰루지, 비염 등 코 겉의 질병
속코 과민성 비염, 부비강염, 코천정부 궤양, 코안 뾰루지 등 각종 콧병
내이 이명, 내이성 현훈, 청력감퇴, 중이염
하병첨 해열 소염 진정 진통작용

부록: 개의 경혈도

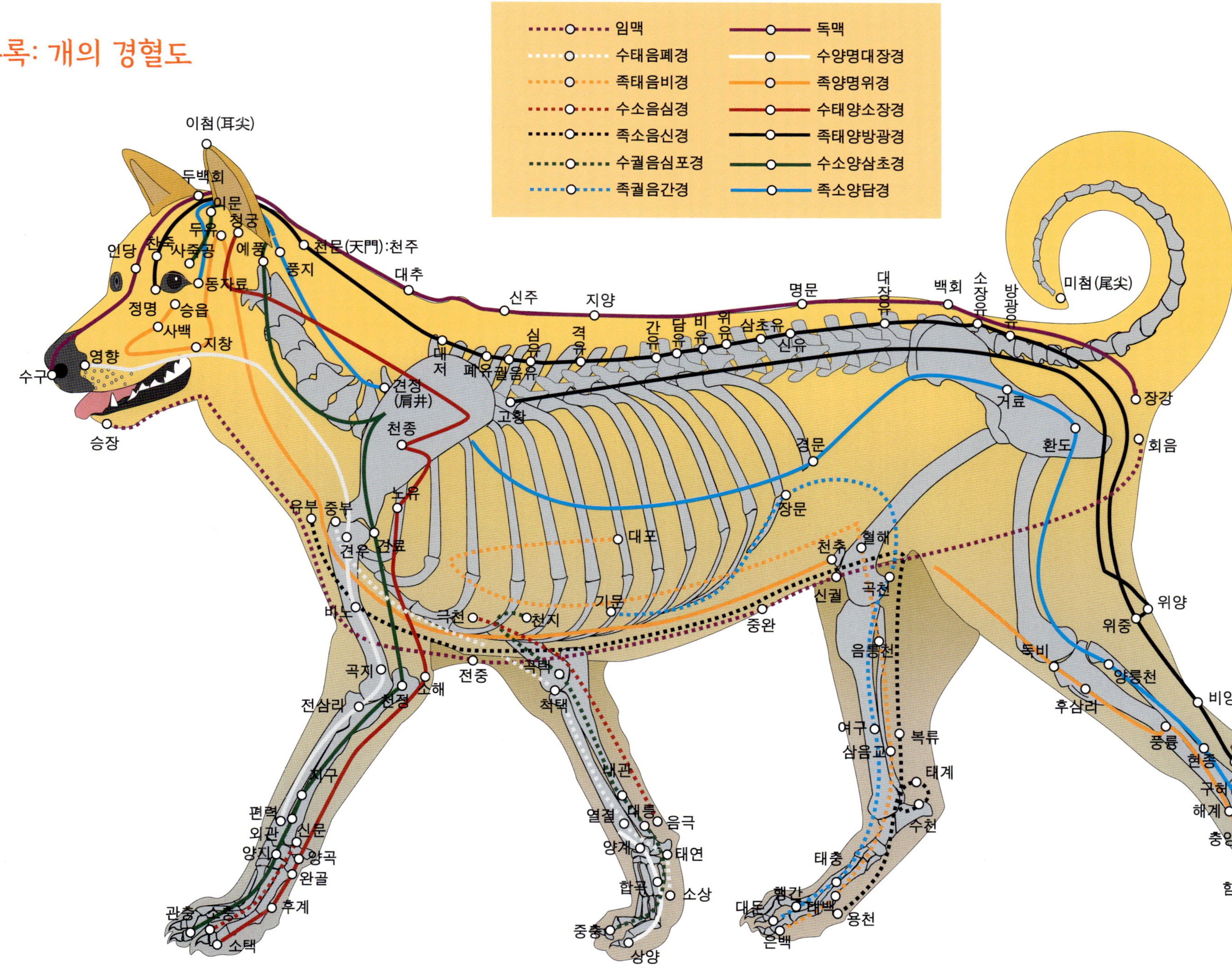

임맥
독맥
수태음폐경
수양명대장경
족태음비경
족양명위경
수소음심경
수태양소장경
족소음신경
족태양방광경
수궐음심포경
수소양삼초경
족궐음간경
족소양담경
이첨(耳尖)
두백회
이문
청궁
두유
인당
찬죽
사죽공
예풍
천문(天門):천주
풍지
동자료
정명
승읍
사백
지창
영향
수구
승장
대추
신주
지양
명문
대장유
백회
소장유
방광유
미첨(尾尖)
대저
폐유
궐음유
심유
격유
간유
담유
비유
위유
삼초유
신유
견정(肩井)
고황
천종
거료
장강
회음
환도
경문
장문
노유
유부
중부
견우
견료
대포
천추
혈해
곡천
신궐
기문
중완
비노
극천
천지
곡지
전중
곡택
소해
척택
전삼리
천정
음릉천
독비
양릉천
위중
위양
비양
후삼리
여구
복류
삼음교
태계
수천
풍륭
현종
곤륜:후근(后跟)
구허
해계
충양
경골
족임읍
속골
함곡
족통곡
지음
여태
족규음
지구
편력
외관
양지
신문
양곡
완골
후계
관충
소충
소택
내관
열결
대릉
음극
양계
태연
합곡
소상
중충
상양
태충
행간
대돈
태백
용천
은백

생명세계의 역리(易理)

내경에서 "사람은 천지의 기로 생겨나고, 사시의 법으로 형성된다" 고 했다.
음양의 대우주는 수(水) 화(火) 목(木) 금(金) 토(土)라는
오행(五行)의 순차에 따라,
기(氣)가 생기고 형(形)이 갖춰지고
질(質)이 채워지고 체(體)로 완성됐다고 본다.
인간도 음양오행의 차서(次序)에 따라 생겨나고,
생명을 영위하는 것으로 파악하고 있다.

우주는 하늘에 수많은 성신(星辰)을 창조하고
마침내 일월(日月)과 지구(地球)를 만들어 냈다.
우주공간에서 항성과 행성이 일정한 관계가 형성되어
항성에서 행성으로 에너지가 공급되는 과정에서,
행성 내 자연환경이 조성된다.
지구는 태양으로부터의 적당한 거리와
달이라는 일정한 위성의 존재 등 여러요인이 작용하여
음(陰)－양(陽)이 조화를 이루고,
한(寒)－열(熱), 조(燥)－습(濕), 풍(風)－서(暑)의 육기(六氣) 환경이
적절하게 조성된다.
오행이 돌아가는 중에 상화(相火)가 생겨나, 육기의 변화가 일어나며,
이에 따라 온도와 습도와 기압의 차이가 나타나는 것이다.
이 육기는 태음 소음 궐음과 양명 태양 소양이라는
삼음과 삼양으로 나타나고, 생명세계를 만들어 낸다.

음양과 삼음삼양의 현상은 일정한 규칙성 내지는 항상성을 가지게 되어
생명체의 경락체계를 형성하여, 음양의 균형을 갖추도록 하며, 내생육기(內生六氣)를 순행시킨다.
경락체계의 운행으로 생명체의 음양이 조화를 이루고,
내부의 온도[寒熱 한열], 체내의 농도[燥濕 조습], 흐름과 운동[風暑 풍서]의 항상성이 유지된다.
경락체계에 의해 생체내부에 장부가 형성되며,
이는 다시 감각기관・신경전달기관・운동기관 등과 연결되어
활동력을 가지는 복잡한 체계를 갖추며, 스스로의 생명을 영위(營衛)하고
또한 생식(生殖)하게 된다는 것이다.

대우주가 음양에서 나왔듯이 사람의 경우도 역시 음양에서 나오는데,
육기의 기운으로 나타나는 삼음삼양이 짝을 이루어, 내외(內外)・표리(表裏)를 형성하고 있다.
그리고 분화과정에서 암수의 음양으로 다시 나뉘어지면서 끊임없이 변화 유전한다.

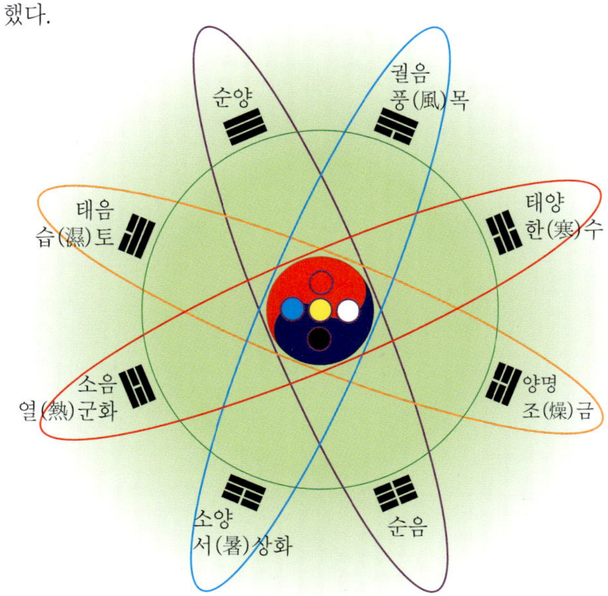

생명세계의 역리(易理) 개념도

경락&경혈

탁상용

침구교육연구팀 감수

2020.08.25 초판 인쇄
2023.05.03 제2판 인쇄

펴낸곳 사단법인 허임기념사업회
출판등록 제 300-2006-0072 호 (2006. 6. 2.)
손중양 엮고 꾸밈
서울특별시 종로구 율곡로 10길 79-1(권농동)
전화 02-742-7924 팩스 : 02-3672-1005
이메일 : heoim79@hanmail.net
홈페이지 www.heoim.net

©2020 손중양

ISBN 979-11-87828-03-7 (03510)

본 저작물은 저작권법에 의거하여
무단복사를 금합니다.

값 25,000원
※ 수익금은 생명건강문화 전승사업에 쓰입니다.

총판 : 한국출판협동조합 ☏ 02-716-5616
10857 서울특별시 마포구 토정로 222(신수동)

이 도서의 국립중앙도서관 출판예정도서목록(CIP)은
서지정보유통지원시스템 홈페이지(http://seoji.nl.go.kr)와
국가자료종합목록 구축시스템(http://kolis-net.nl.go.kr)에서
이용하실 수 있습니다. (CIP제어번호 : CIP2020030119)